心に寄り添い回復を助ける

親が がんに なったら読む本

山口　建
静岡県立静岡がんセンター 総長

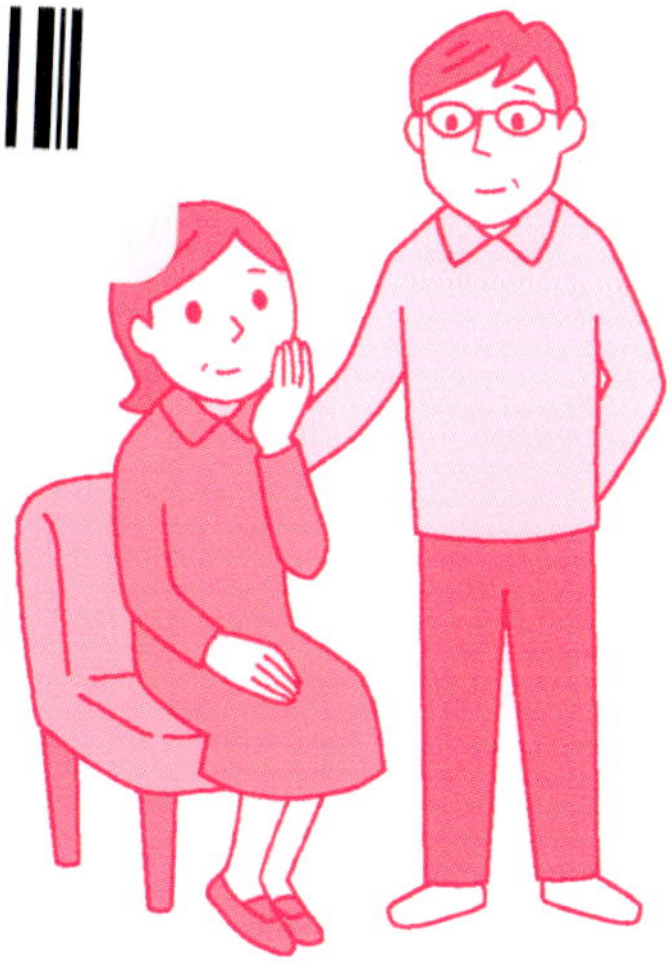

主婦の友社

はじめに

私たちは、今、二人に一人ががんと診断される「がんの時代」を生きています。これまで、がんは「死に至る病気」、「不治の病」として恐れられてきました。確かに半世紀前は難病の代表でしたが、今では、すべてのがんの6割以上、早期に発見されれば9割以上が完治する時代になりました。しかし、今も、患者さんはがんによる症状や治療に伴う副作用・合併症・後遺症に悩み、また、発見が遅れたり、治療の難しい難治がんのために命を落としたりする人も絶えません。

本書は、がんの患者さんを看病する家族、特に子どもたちを対象に書かれました。がんの患者さんを看病する家族にとって何が大切かと考えたとき、患者さんの心のうちを理解することだと思いました。しかし、日ごろ、親子の交流が少ないなかでは、それは決して容易なことではありません。そこで、本書では、過去十数年にわたって一万人以上の患者さんから集められた悩みや負担をできるだけ具体的に伝えるように心がけました。がんの患者さんの心が読めるようになれば、相互のコミュニケーションを上手にとることができるようになります。
また、がん治療には、患者さんと家族と医療スタッフとの協働作業が必要です。そこで、本書では、患者さんや家族が、がん診療のプロセスや高齢者のがん治療を知り、医師やスタッフと良好なコミュニケーションがとれるよう配慮しました。本書から得られた情報がきっかけとなって、恐怖や不安と闘う患者さんとその看病に当たる家族、そして、患者さんを治そうと努力している医療スタッフとの間で「心通う対話」が生まれることを期待していますす。

がんを患《わずら》う親の姿は、数十年後の子どもたちの姿でもあります。それを「つらいこと」、「苦しいこと」、「大変なこと」と悲しむだけではなく、人生の先輩からのメッセージが伝えられているという気持ちで、親と向き合い、学ぶことをお勧めしたいと思います。

もくじ

第2章　親とのコミュニケーションを上手にとる

第3章　がんの診療プロセス

第4章　高齢者のがん治療とは

第5章　医師・スタッフとのコミュニケーション

第6章　がん治療にかかる医療費

第7章　家族ができること～治療に伴う注意事項

プロローグ

診断を受けた当初の患者さんと家族は

がんという診断を受けた当初は、患者さんも家族も「頭真っ白、目の前真っ暗」という状況になります。これからがんにかかる世代の多くは、戦争経験もなく、若人の命を次々に奪っていった結核のような感染症もほぼ退治された現代社会の中で生きています。そこで、「がんにかかった」という事実は、「不治の病」という印象もまだ強いので、「人生最大の危機」に直面したという思いを抱かせることでしょう。

実際のところ、患者さんは、知識も経験もないまま、突然、死を意識させるがんという病気と向き合うことになります。頼りとなるはずの医師や医療スタッフも、最初のうちは遠い存在（近寄りがたい、話しにくい）に思え、説明の言葉も理解できず、ただ、呆然と立ち尽くすという感があります。

そういう混乱の時を経て、やや冷静さを取り戻すと、今度は、不安、恐怖、怒り、後悔などの念に襲われ、さらには、家族への思いが頭をよぎるようになります。

　このようなとき、患者さん一人でがんという病気や医療スタッフと向き合うのではなく、家族がそばについていてくれると、たとえ、理解の程度は十分ではなくても心強いものです。医師の立場から言いますと、医療スタッフの説明に、患者さん本人だけではなく、より冷静さを保てる家族が付き添うことによって、大きな誤解を避け、理解できたこととできなかったことを整理し、次の機会に医療スタッフに問い直すことが可能になります。

　もっとも、患者さんはプライドもあって、家族に対して心を開けないこともあります。親と子であればなおさらです。不可能なことを訴えたり、性格によっては聞き捨てならないことを言ったりするかもしれません。医療スタッフは、勤務時間内、仕事と割り切って対応できますが、家族の場合は四六時中、この状況が続くので、このような状態は大変につらいものです。

　患者さんは混乱して、理屈に合わないことを言うかもしれません。そういうことを含め、肯定するわけでもなく、否定するわけでもないかたちで、混乱した患者さんの心を自分の心に受け止めるという姿勢が、家族の負担を軽くする場合があります。

「愛」という漢字は、「心を受け止める」とも読めます。がん患者に対する家族の姿勢として、がん患者の心を受け止めること、つまり「患者を愛すること」が大切です。

現実はテレビドラマとは違います

これまで多くの患者さんや家族とおつき合いさせていただきましたが、患者さんが家族に頼り、感謝し、家族が患者さんに献身的に尽くす、といった状況は、なかなか実現できないようです。双方が大きな葛藤を抱えながら日々を過ごしていることのほうが多いのです。テレビドラマのようには決してうまくはいきません。患者さんは「もっと、自分のために尽くしてほしい」と思います。家族は「大きな犠牲を払って支えている」と思いたくなります。双方が、不平、不満を抱えながら、「家族という絆」で支えられ、難局を乗り切ろうとしている。患者さんと家族の関係はそれが普通の姿なのです。

なかには、遠慮がちな患者さんも多く、配偶者や子どもに迷惑をかけたくないと言って、医療情報を共有しようとしない方もいます。このような場合には「病気になったときには、もう少し、自己中心的になりなさい」とアドバイスすることもあります。

治療のプロセスでは、必ず、近親者の力を借りなければならないことが生じます。身寄りのない患者さんは別にして、入院時には病院は近親者の氏名、住所を記録に残し、さまざまな書類を求め、患者さんが実施できない手続きや患者さんの病態の説明などを、必要に応じて家族に依頼します。したがって、患者さんと家族は情報を共有している必要があります。

次のページでは、患者さんの心の動きを、診療プロセスに沿って、グラフに表してみました。

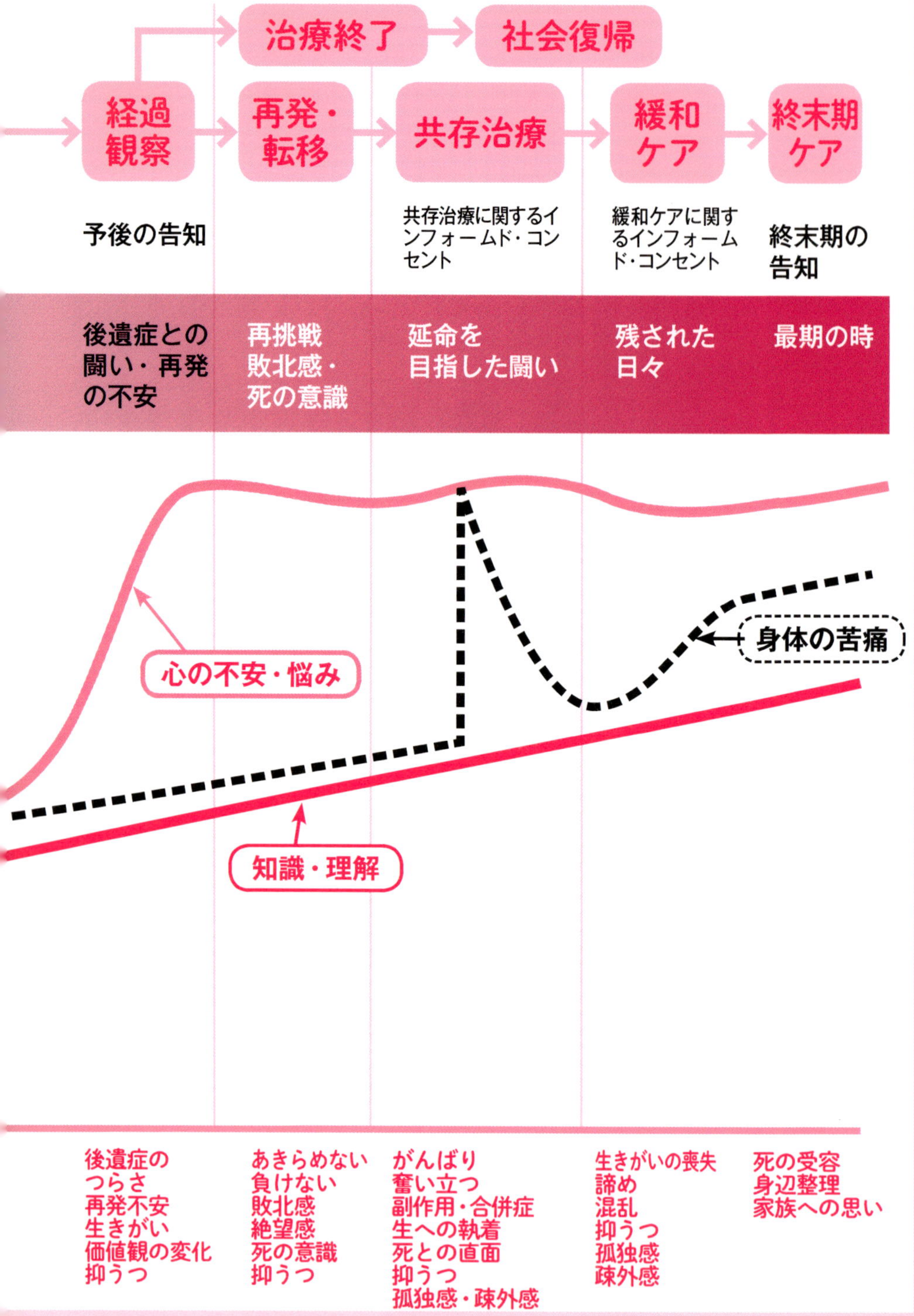
治療終了
社会復帰
経過観察
再発・転移
共存治療
緩和ケア
終末期ケア
予後の告知
共存治療に関するインフォームド・コンセント
緩和ケアに関するインフォームド・コンセント
終末期の告知
後遺症との闘い・再発の不安
再挑戦
敗北感・
死の意識
延命を
目指した闘い
残された
日々
最期の時
心の不安・悩み
身体の苦痛
知識・理解
後遺症の
つらさ
再発不安
生きがい
価値観の変化
抑うつ
あきらめない
負けない
敗北感
絶望感
死の意識
抑うつ
がんばり
奮い立つ
副作用・合併症
生への執着
死との直面
抑うつ
孤独感・疎外感
生きがいの喪失
諦め
混乱
抑うつ
孤独感
疎外感
死の受容
身辺整理
家族への思い

がんの診療プロセスにおける、患者さんの不安と悩み

診療の流れ	疑い	診断告知	治癒を目指す治療
医師からの説明	がんの疑い	がんの告知	治療に関するインフォームド・コンセント
患者さんの受けとめ	漠然とした不安	人生最大の危機	体を張った闘い

この図は、がんと診断された患者さんの心や体の状態を表したものです。患者さんの６割は治癒しますが、４割が再発・転移などのために、共存治療を経て終末期に向かいます。図の右側は、再発・転移を来した場合の経過を示しています。

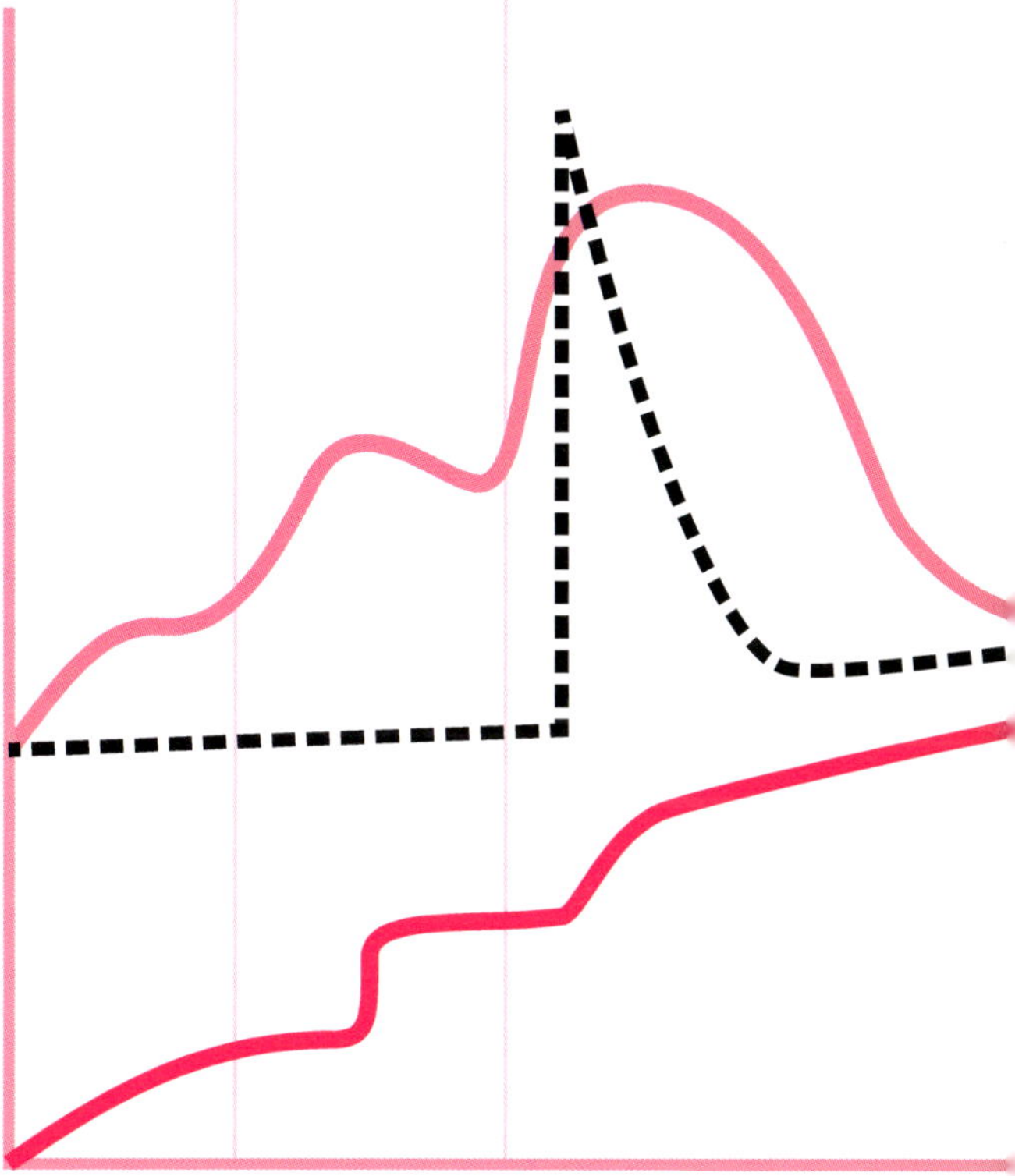

患者さんの心の動きと体の状態	否定・不安の交錯	混乱 恐怖 不安 怒り 後悔 家族への思い	勇気 立ち向かう 心細さ 無理解 医療上の不安	孤独感 疎外感 不自由	苦痛 副作用 合併症

悔いを残さないために、少しの勇気を

さまざまな葛藤の中で、患者さんと家族が共有できる目標があるとよいでしょう。その一つは「悔いを残さないこと」だと思います。

早期がんなどで、副作用・合併症・後遺症もなく、短期間にほとんど治癒《ちゆ》が期待できるような状況では、それほど深刻になる必要はありません。一方、進行がんで、治るかもしれないが後遺症が避けられず将来の生活の質が悪化するような場合や、がんを治すことができず死に臨まざるを得ないような場合には、患者さんも家族も、それまでのがんへの対応を、さまざまな点で後悔することが多いようです。「たばこをのまなければよかった」「がん検診を受ければよかった」「症状が出た時点ですぐに病院に行けばよかった」「病院の選択、医師の選択を誤った。家族が言うように、大きな病院に行けば治ったかもしれない」「医師から勧められた選択肢のうち、負担の少ない治療を選んだのが誤りだった」などは、治癒が困難になった患者さんや家族からよく聞く後悔の念です。

このような後悔は、一部は真実であるものの、異なる選択をしても結果は変わらないことも多いのが事実です。医師として、「別な選択をしても結果は変わらなかったと思う」と説明すると、患者さんは納得し、心が癒やされるということをよく経験します。患者さんや家族にとって、過去の自分の決定を後悔し、それを悔やむこと自体が、つらさを増す原因であるということがわかります。

ですから、たとえ、大変厳しい状況に陥った後でも、その時点から、悔いを残さない努力を始めることが大切です。この努力には、遅すぎるということはありません。がん治療を受けるさまざまな場面で、悔いを残さないよう努力することは、患者さんや家族にぜひお勧めしたい行動です。

「具合が悪いときにすぐに行動したほうがよいと感じたら、家族が後押ししてでも行動に移すこと」「選択に迷ったらセカンドオピニオンを希望すること」など、事例はさまざまです。このとき必要なことは、「少しの勇気」

です。「医師が忙しそう、診察日ではない、医師に悪い」など、常識的な遠慮をするのはやめて、患者さんを励ましながら、家族が勇気を持って行動してください。

万が一、最悪の結果に終わることがあっても、患者さんが「まだ死にたくない。だが、どうやらお迎えが来てしまったようだ。医師や看護師のおかげで痛みはひどくはなかった。家族も頑張ってくれた。悔いはない。ありがとう」と話し、家族も「もっと生きていてほしかったが、それはかなわなかった。それでも、苦しまずに、最後までいつものように過ごし、穏やかな死を迎えることができた」と言えるようになることが望ましいと考えられます。

第1章

がんになった親の気持ちを知る

●心の動き

がんと診断された人の心の動きを知っておこう

心の動きには共通した傾向が

親御さんががんと診断されたとき、ご本人はもちろん、家族も強いショックを受けておられることでしょう。

この状況に対処していくために、家族も周囲の方も、がんという深刻な事態に遭遇した患者さんの心の動きを知っておくことが大切だと思います。そして、焦らず、あわてず病気に向き合えるようにサポートしていきましょう。

私は10年以上前から、さまざまな地域を回って、がん体験者の悩みをお聞きする「出張がんよろず相談」を行っています。また、静岡がんセンターの「がんよろず相談所」に寄せられた声からも、患者さんの心の叫びが聞こえてきます。それらの数多くの生の声や、今までの研究で明らかにされていることを考えあわせてみると、がんと直面した方の心の動きには共通した傾向があるように思います。

がんと診断されたとき「頭が真っ白に」

初めてがんと知らされたとき、多くの患者さんは「頭が真っ白になった」と形容します。「頭の中でフラッシュが光り、すべての電源が落ちた」とか、「病院からの帰り道、家とは反対方向の電車に乗っていた」、「どこかで荷物を置き忘れたけれど、どこを通ったのかまったく覚えていない」などと、そのショックの強さを振り返る方も少なくありません。

深刻な事態を知り、重大な危機を自覚すると、多くの人は上図に示す

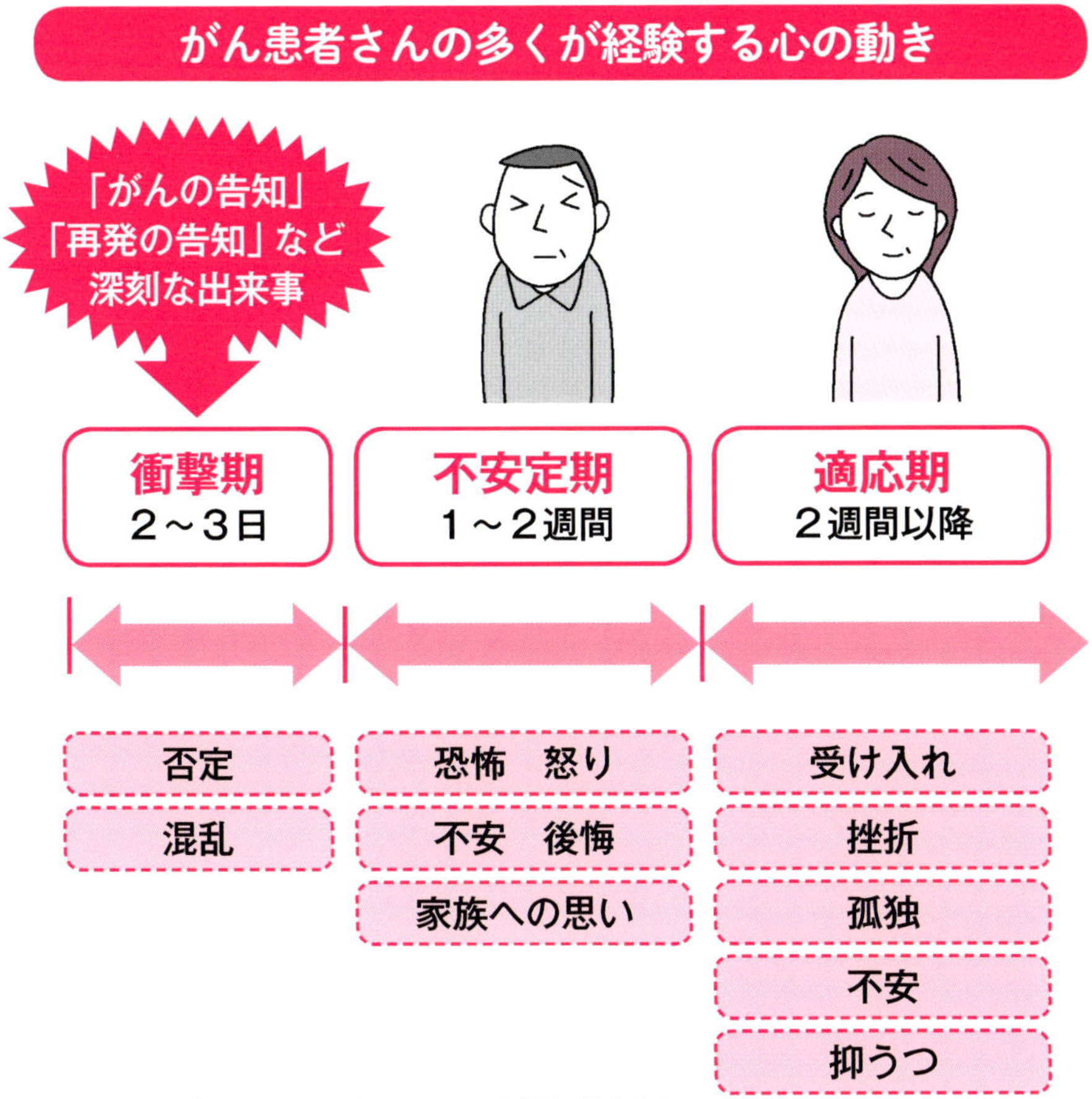

がんと直面した患者さんの心の動きには共通した傾向があります。

ような心の動きをするといわれています。

当初の2、3日は、ほとんど心の準備もなく無防備なまま雷に打たれたように、「人生最大の危機」に直面し、パニックになってしまう時期で、「衝撃期」とも呼ばれています。

多くの患者さんは自覚症状がないので、「元気な自分」と「どこかにがんがあり、命をおびやかされる自分」とのギャップをなかなか受け入れられず、「まさか自分ががんになるはずはない」「何かの間違いではないか」と、事実を〝否認〟することもあります。これは、衝撃から身を守る防御反応ともいえます。

たとえ、家族など周囲の目からは冷静に見えたとしても、本人の心の中では激しい嵐が吹きすさんでいます。理性は影を潜《ひそ》め、恐怖におびえた本能的な行動をとることもあります。

最初の混乱の時期を過ぎても、冷静になろうとする一方で、さまざまな思いが浮かんでは消えて、心は揺れ動きます。「何も悪いことをしていないのに、なぜ自分ががんになったのか」などという「怒り」、「病気はどう進んでいくのか、治療はつらいのか、治るのか、死ぬのではないか」といった「恐怖」や「不安」、それまでの生活習慣やがん検診を受けなかったことに対する「後悔」、家族の今後の生活を案じる「家族への思い」などが交錯《こうさく》し、「不安定期」とも呼ばれています。

このような状態が1～2週間続いたあと、多くの患者さんは、今起きていることを受け入れようとし始めます。何とか今の状況に対処し、新たな目標に向けての道を探り始めるこの時期は「適応期」とも呼ばれています。

一方で、挫折《ざせつ》感、孤独、将来への不安などから、心が落ち込み、うつ状態になることもあります。

医療スタッフや家族など、周囲の人びとの応援も得て、少しずつ冷静さを取り戻していくものの、悲観的な気持ちと、それを打ち消す楽観的な気持ちとが目まぐるしく行きかい、不安定な気持ちが続くこともあります。

「座っていても寝ていても、いつもイライラして、気持ちが落ち着かない」「まるで、ジェットコースターに乗っているようだ」と表現する患者さんもいます。

このような気持ちの動揺や起伏は、がんという病気に向き合うときの自然な反応であり、多かれ少なかれ誰にでも起こるものです。

日常生活への支障が続いたら心の専門家へ

多くの患者さんは、おおむね2週間ほどで（個人差はありますが）自分を取り戻し、がんと闘う治療に取り組む気持ちになっていきます。一方で、一部の方は日常生活に支障を来す適応障害が残ったり、うつ状態が続いたりすることもあります。

「何も考えられない、集中できな

大きなストレス後の心の回復

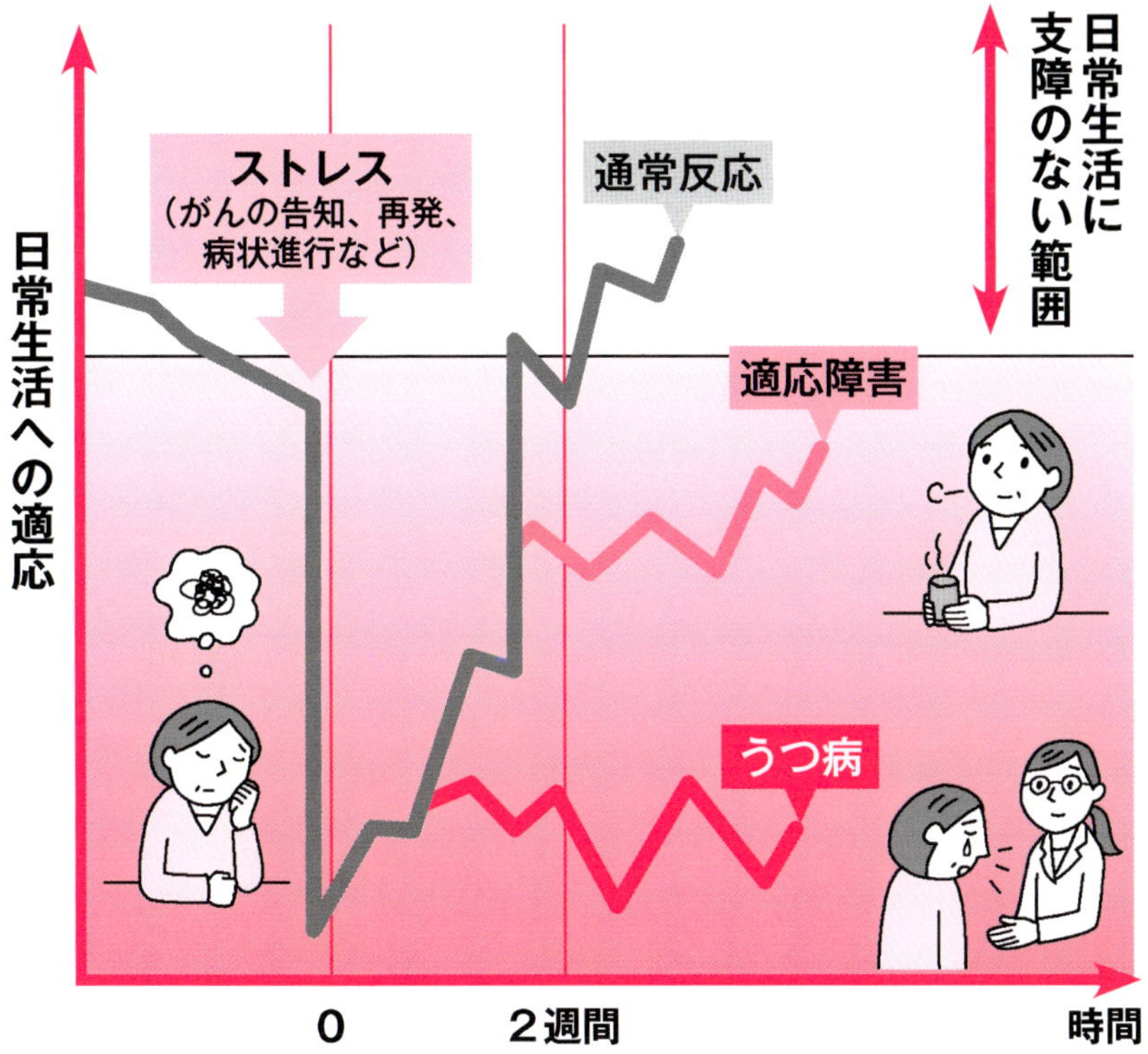

国立がん研究センターの資料を参考に、作成
がんの診断などの大きなストレスを受けると、気持ちがひどく落ち込むのは自然な反応です。２週間もすれば、何とか自分を取り戻します。日常生活への支障が長く続くような場合は、心の専門家に相談を。

い」「誰とも話したくない」「眠れない」「食欲がない」……。このような症状が数週間以上続く場合は、うつ病や適応障害の可能性がありますから、心の専門家（腫瘍精神科医、心療内科医、精神科医、臨床心理士、心理療法士、リエゾンナースなど）に相談することも考えてみましょう。

専門家の力を借りることで、症状が改善し、つらさをやわらげることができます。患者さんに抵抗があるようなら、担当医や心理療法士やソーシャルワーカー、がん診療連携拠点病院に設置されている「相談支援センター」などに相談するのもよいでしょう。家族も同伴すると、患者さんも心強いと思います。

●患者さん対象の調査

日本初！　1万人を超えるがん患者さんへの調査で、患者さんの本当の悩みがわかった！

二十年前から提唱している「がんの社会学」

がんの告知以降、患者さんや家族はさまざまな悩みや負担を経験します。

私は二十年ほど前から、これからのがん医療には、単にがんを治療するだけでなく、患者さんを癒やすことも含めた全人的な対応が求められていると考えるようになりました。

そして、がん患者さんを「がんと向き合いながら、社会で暮らす普通の人」としてとらえ、医療スタッフや社会がその悩みを理解し、患者さんや家族の暮らしを支援する「がんの社会学」を提唱しています。

これは、「がん生存者研究」（1997年以降、厚生労働省の補助金による）がきっかけとなっています。

「がん生存者（がん体験者、がんサバイバー）」には、①治療後5～10年以上経過して治癒したと思われる方、②治療後5年未満、経過観察中で、再発していない方、③治療後に再発して治療を継続中でも、普通に暮らせる方、④病状が悪化し、厳しい状況にある方が含まれます。現在、日本では約700万人以上の「がん生存者」が暮らしていると推定されます。

このような方を支援するためには、一人ひとりの患者さんがどのような悩みや負担を抱えているかを知ることが大切です。

誰もが重要だと考えるが誰も実施しなかった調査

そこで、2003年に初めて全国7885人のがん患者さんにアンケート調査を行い、その結果を「がん体験者の悩みや負担等に関する実態調査―がんと向き合った7885人の声」として報告しました（第1次調査）。また、そのデータに基づき、「がん患者や家族の悩みや負担に関する静岡分類」を作りました。

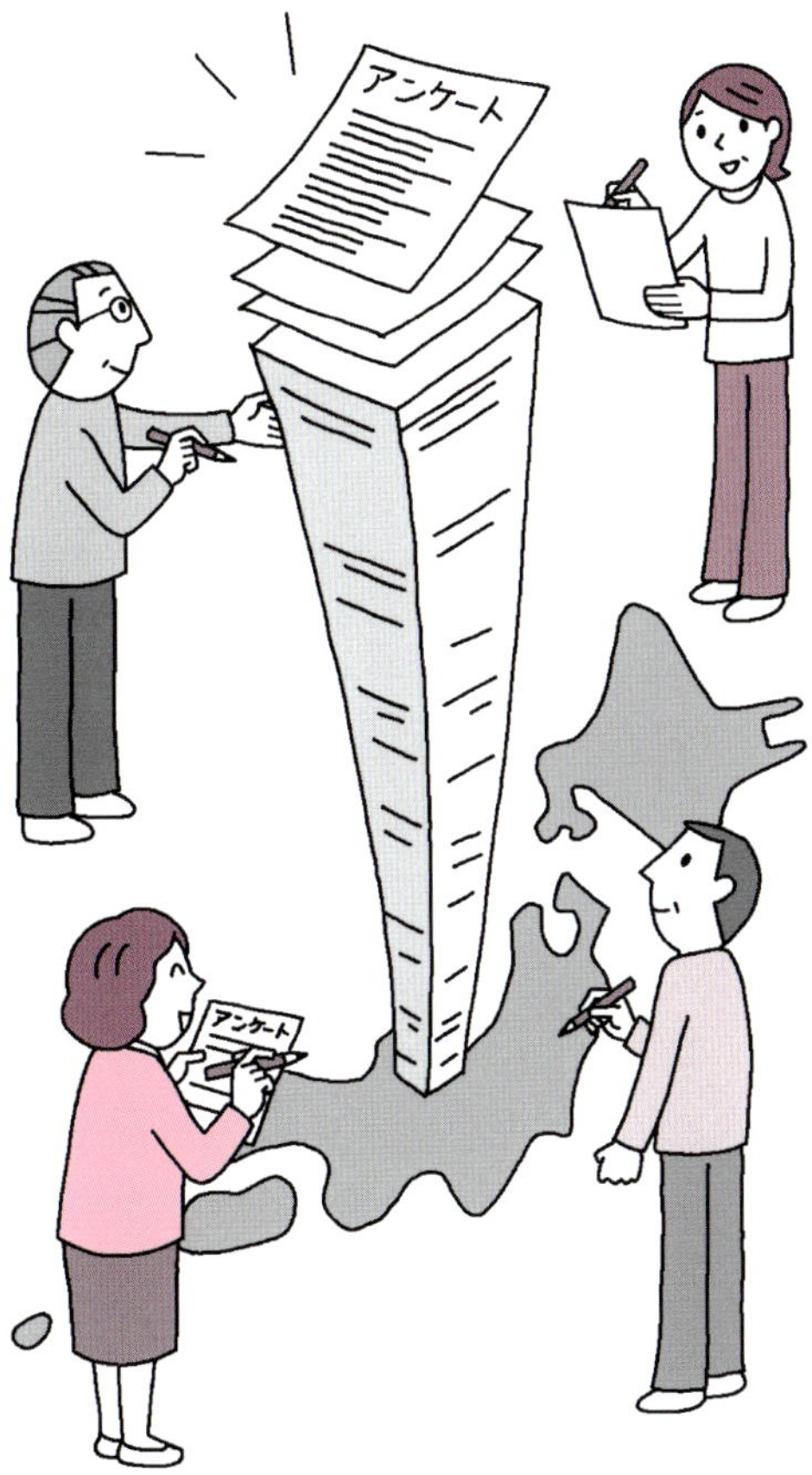

　この調査は、患者さんや家族の悩みの実態を詳細に拾い上げる、世界でも初めての研究となり、医療の専門家からは「誰もが重要だと考えるが、誰も実施しなかった調査」と評されました。

　さらに、初回の調査から10年を経た2013年、全国76の病院や多くの患者会の協力を得て、再びアンケート調査（第2次調査）を実施し、最新の悩みや負担について「がんと向き合った4054人の声」として報告しました。下記のホームページで、患者さんの悩みと専門家の助言をまとめた「がん体験者の悩みQ&A」を公開しており、本書の「患者さんの声」（33ページ～）で、その一部を紹介しています。

静岡がんセンターWEB版がんよろず相談Q& A
(URL:https://www.scchr.jp/cancerqa)

●悩み4分類

「がん診療」「身体」「心」「暮らし」。四つの悩みが重なるつらさを理解しよう

「がん＝死」ではなくても、常に不安と隣り合わせ

かつては、がん＝死の病というイメージがありましたが、近年では治療法の進歩によって、6割以上の患者さんでは治癒《ちゆ》が目指せるようになっています。

２０１９年８月に国立がん研究センターが発表した主要ながん（胃がん、大腸がん、肝臓がん、肺がん、乳がんなど）の平均5年生存率（がんの診断後、5年経過した時点で生存している割合）は66・1％でした。

5年生存率は、がんの種類や進行度によっても異なりますが、平均すると10人中6〜7人は治癒の目安とされる5年を経て日常生活を送っています。さらに早期に発見して治療をすれば、完治の可能性が高まります。

しかし、このような場合でも、がん患者さんは人には言えない悩みや負担を抱えるものです。手術が不可能と言われたり、再発した場合にはなおさらです。

がんの告知、再発の告知を受けた二人の患者さんの心の動きは

ここで、大腸がんが発見されて間もないAさんと、手術後数年経ってから転移が見つかったBさんの例を考えてみましょう。

大腸がんを告知されたAさん

Aさんは、それまで病気とは無縁の生活で、病院にかかった経験も病気の知識もなく、「がんと言われたけれど、青天の霹靂《へきれき》で、何を質問していいのかもわからない」といった状況でした。

大腸がん診断時の悩みや負担は……Aさんの場合

大腸がん再発時の悩みや負担は……Bさんの場合

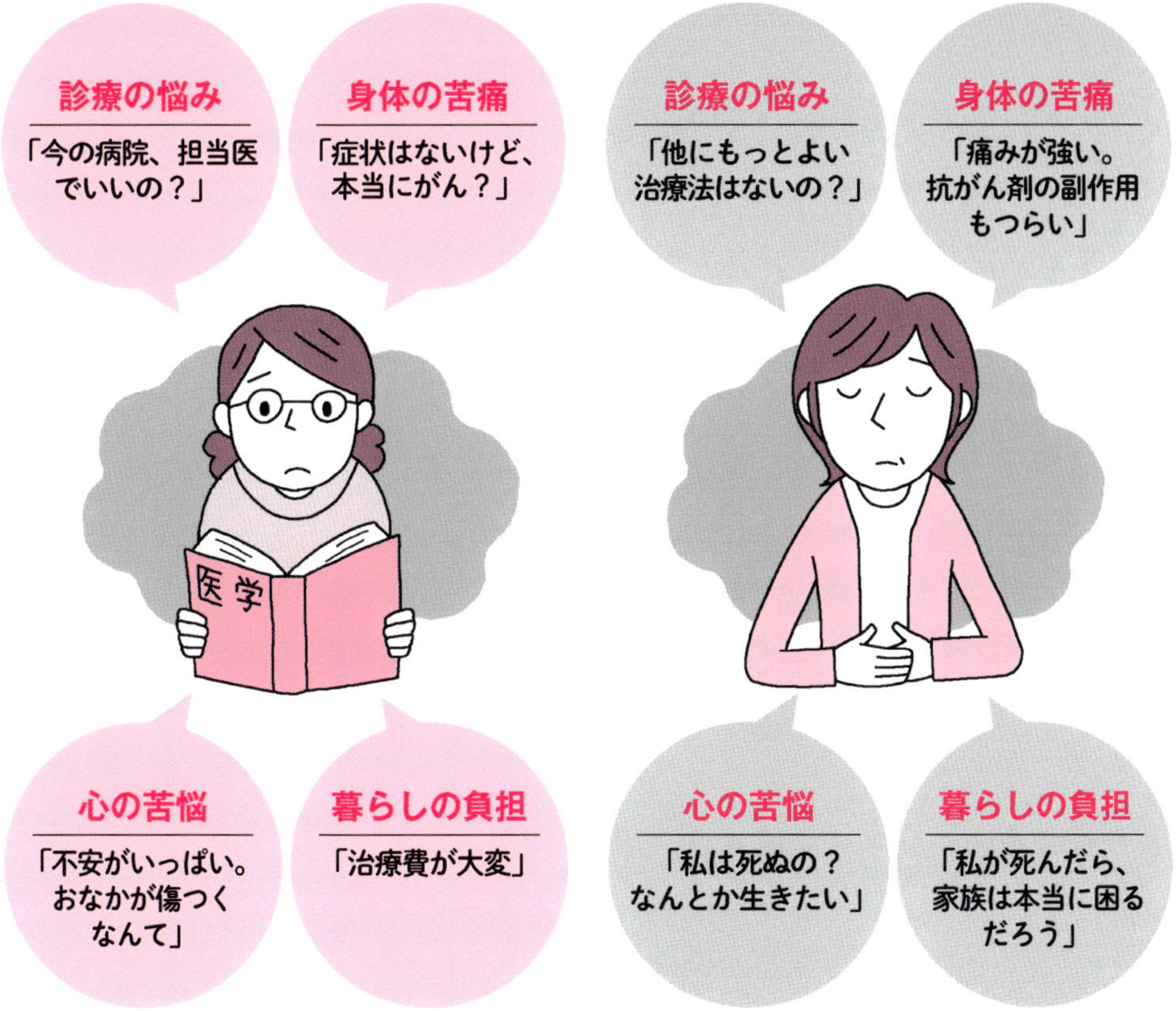
診療の悩み
「今の病院、担当医でいいの？」
身体の苦痛
「症状はないけど、本当にがん？」
医学
心の苦悩
「不安がいっぱい。おなかが傷つくなんて」
暮らしの負担
「治療費が大変」
診療の悩み
「他にもっとよい治療法はないの？」
身体の苦痛
「痛みが強い。抗がん剤の副作用もつらい」
心の苦悩
「私は死ぬの？なんとか生きたい」
暮らしの負担
「私が死んだら、家族は本当に困るだろう」

まず、病院での診療やがんの診断そのものが負担となりました。「本当にがんなの？　医師が間違えたのでは？」と疑ってしまい、「今の病院、担当医でよいだろうか」との思いが湧き上がりました。また、それまでは、家庭や仕事面での中心的存在だったのに、病院では医療スタッフの指示に従わなければならず、これまでの経験がまったく通用せず、自分が小さくなったような気がします。暗い気分でいるのは自分だけだと、心細さや孤独感を感じ、また、手術で排便障害が起きるかもしれないと説明され、落ち込みました。治療費や家族のこと、これからの生活も気になります。

再発を知らされたBさん

一方、大腸がんの再発と診断され、抗がん剤治療を受けているBさんは、薬の副作用で食事も進みません。最初の治療時より理解力が増しているだけに、精神的な負担が大きくなっています。

最初の治療では、「がんを治す」ことだけを目標に手術や手術後の治癒率を高めるための補助薬物療法など、つらい治療にも耐えてきましたが、医師から「今、使用している薬剤が効かなければ、緩和医療科の先生にお願いしてつらさをやわらげる緩和ケアに移行しましょう」と言われ、絶望的な気分になっています。今の主治医に「見放された」と感じてしまい、不信感も芽生えています。

「これから子どもや孫と、楽しく過ごそうと思っていたのにもう長くないのか」「死ぬときはつらいのか」といった心の痛みや、「自分が死んだら、家族はどうするだろう」「治療費も高額になって、家計も心配」といった暮らしの悩みも尽きず、眠れない日が続いています。

Aさん、Bさんの悩みは、代表的なものですが、患者さんそれぞれの病状、性格、楽観的か悲観的か、家族の支援の有無などによっても異なります。

診療、身体、心、暮らしの四つの分野にまたがる悩み

「がん患者さんの悩みや負担に関する実態調査」に寄せられた患者さんの声を分析すると、「診療の悩み」「身体の苦痛」「心の苦悩」「暮らしの負担」の四つの分野に分けられます（31ページの図参照）。

①診療の悩み

病院や医師の選択、医療スタッフとの信頼関係、がんの告知、インフォームド・コンセントやセカンドオピニオンへの対処、病状の理解に関することなどが含まれます。医師・医療スタッフとのコミュニケーションがうまくいかないという声も多く見られます。

がんと診断されたばかりの患者さんは、医療スタッフの指示に従って行動せねばならない病院という特殊な環境に違和感を覚え、医師が使う専門用語もなかなか理解できないことが多いものです。「がんになった」

という衝撃の強さから、治療方針を説明されても、医師の言葉が頭をすり抜け、自分で事態をコントロールできない感覚が悩みになってしまいます。特に、がんが進行して治療が難しくなり、症状も強くなっていくようなときは、医療スタッフへの信頼感が失われてしまいます。

②身体面での苦痛

がんによるさまざまな症状は、多くの苦痛を生じさせますが、診断当初は大部分の患者さんではがんによる症状は認められません。そこで、治療開始後の苦痛は、多くは、手術や放射線治療や抗がん剤などの薬物療法に伴う副作用や合併症や後遺症によるつらさです。手術後に生じる傷の痛みは何カ月後まで残り、雨模様の日には3年後でも痛みを感じることがあるようです。

胃がんや膵臓《すいぞう》がん、大腸がんの手術後には、胃や腸を切除したりつなぎ替えるため、消化管機能が影響を受け、食べられなくなったり下痢をしたりすることが多くなります。

乳がんや子宮がんの手術後のリンパ浮腫《ふしゅ》、あるいは、直腸がんや膀胱《ぼうこう》がんで切除した肛門や膀胱のかわりにストーマ（人工肛門、人工膀胱）をつけて生活することも負担になります。

このほかにも、がんの種類によってさまざまな手術合併症や後遺症があります。外科医は、患者さんへの負担が少ない縮小手術を追求していますが、まだまだ患者さんの負担は大きいと思います。

放射線治療に伴う副作用は、照射している部位の表面が強い日に当たったような状態になる程度でそれほど重い症状ではありません。ただ、病変のそばに重要な臓器があるとその障害が出て、後遺症などに苦しむことがあります。放射線治療後、何年もたってから出血や神経の異常が出ることがあり、晩期症状として注意しなければなりません。担当医はこれらのことを頭に入れながら、副作用や後遺症を最小にするよう放射線の当て方を工夫します。

抗がん剤、分子標的薬、ホルモン剤などの薬物療法による副作用は、用いる薬剤の種類、組み合わせによってさまざまです。すべてを合わせると、30種類以上の副作用があり、代表的なものは、血液細胞の減少、吐き気や食欲不振や口内炎などの消化器症状、脱毛や皮膚障害、しびれなどです。（7章参照）

③心の苦悩

不安や恐怖、孤独感、気分の落ち込み、生き方や生き甲斐に関わる「魂の痛み」などは、多くの患者さんに共通した悩みです。

がんと診断された直後には、「健康に注意してきたのに、なぜがんにかかったのだろう」と思ったり、先行きの不安に襲われ、死を身近に感じます。手術などの治療を終え経過観察に入ると、再発や転移への不安を覚えます。退院後は、医療スタッフの日常的な援助はなくなり、家族も一段落したと気を抜くために、患者さんは孤立感を深め、落ち込みがちです。「手術をしたら終わりではなく、始まりだった」という患者さんもいます。

治療がうまくいかない場合には、医師に怒りを覚えたり、家族に当たり散らすこともあります。

将来を悲観して、強い孤独感に襲われることもあります。このような負の感情が積み重なって、うつ状態が出現することもあります。

一方、「魂の痛み」の一つは、患者さん自身の「自分らしさ」や「プライド」が傷つけられる感覚です。女性の場合は、乳房や子宮、卵巣などを失ったり、その形を障害されたことに心を痛めます。

順調な人生を歩んできた人が、仕事や家庭で役割を果たせなくなったり、家族との別れを意識することも、心が落ち込む大きな要因です。今まで築いてきた生活が急に崩れ去り、無力感に襲われてしまうのです。

④暮らしの負担

家庭や周囲の人々との人間関係、医療費の支払いや収入が途絶えることによる経済的な問題、職を失う問題など、日々の暮らしに関わる悩みです。以前は、このような悩みに医療スタッフはほとんど関わらず、患者さんや家族が一身に背負っていました。最近では、医療スタッフも、このような悩みや負担を理解し、さまざまな形でサポートする努力を始めています。

がん患者さんの悩みや負担

1 診療の悩み

病院選択、信頼関係、告知、インフォームド・コンセント、セカンドオピニオン、コミュニケーション、理解不足

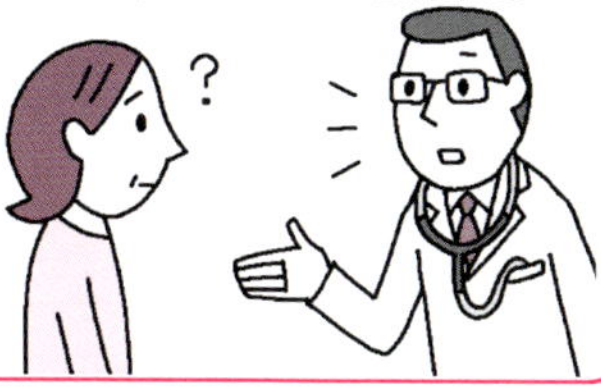

2 身体の苦痛

痛み、症状、合併症、副作用、後遺症

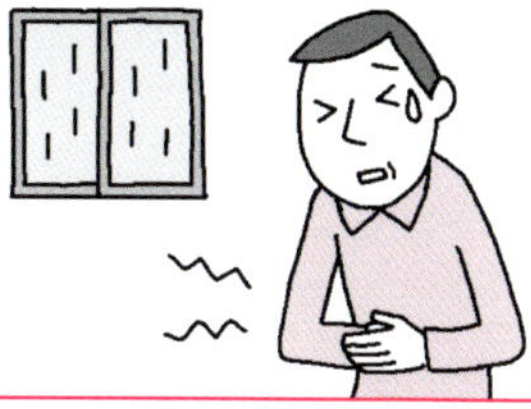

3 心の苦悩

不安、恐怖、うつ、孤独感、生き方、人生の意味

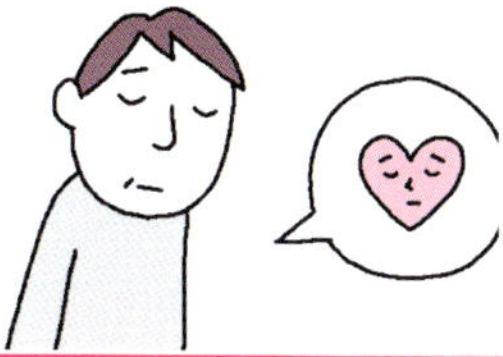

4 暮らしの負担

家計、仕事、家庭、人間関係、社会復帰

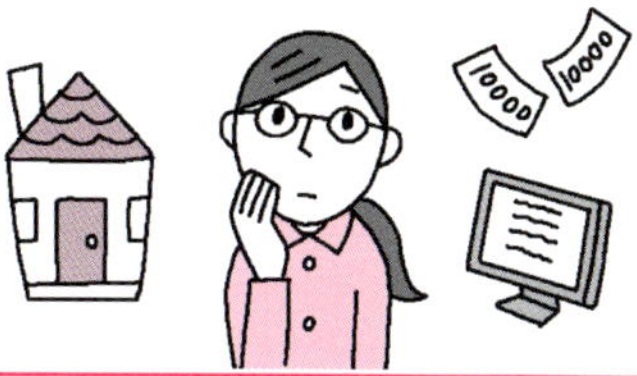

これらの悩みを医療スタッフに話しても仕方がないと患者さんや家族だけで背負い込まず、一度相談してみることをお勧めします。全国で400カ所以上が指定されているがん診療連携拠点病院やがん診療病院には、患者・家族の悩みを相談できる「がん相談支援センター」が設置され、がんに詳しい看護師やソーシャルワーカーなどが対応しています（「医療相談室」「地域医療連携室」など、名称が異なることも。静岡がんセンターでは「がんよろず相談」）。その病院の患者・家族だけでなく、他院にかかっている人でも相談できます。また、無料で電話相談を行っている機関もあります（32ページ参照）。

正しい情報を集める

各種報道、書籍、インターネット、井戸端会議など、がんの情報があふれています。中には正しい情報もありますが、不適切な情報のほうが多いのが現状です。報道機関が取捨選択した「加工された情報」には大きな誤りは少ないのですが、一部の書籍やインターネットは民間療法などを宣伝するようなものが含まれる「裸の医療情報」です。井戸端会議も1人の患者の体験ですし、時間が経過し古い情報になっているかもしれません。

その患者さんの状況に沿った最も正しい情報は、診療に当たる医療スタッフのみが持っています。迷ったときには、どのように医療スタッフの話を聞くかを工夫したほうがよいでしょう。少し勇気を出して、医師の診療を求めたり、外来の看護師に相談してください。

全国のがん診療連携拠点病院やがん診療病院には、がんに関する情報を提供し、患者さんや家族の相談に乗る「がん相談支援センター」が設置されており、他病院の患者さんでも相談に乗ってくれます。電話相談も可能です。また、それぞれのがんの患者さんが自主的に運営している「患者会」でも情報を得ることができます。

情報収集源として信頼できるものをご紹介しましょう。

①がん無料相談ホットライン（日本対がん協会）
☎03−3541−7830
毎日10～18時（祝日、年末年始を除く）。予約不要。1人20分。看護師、社会福祉士などが患者さん、家族の相談に応える。

②専門医による電話無料相談（日本対がん協会）
☎03−3541−7835
（予約窓口／月～金10～17時。祝日、年末年始を除く）
がん専門の医師が、がんに関する相談に応える。事前予約制。1人20分。面談相談も実施（東京・銀座。30分。要予約）

③がん情報サービス（国立がん研究センター）
https://ganjoho.jp
「がんの基礎知識」「それぞれのがんの解説」「診断・治療」「がんになったら手に取るガイド」、小冊子「各種がんシリーズ」など多彩な情報を掲載。「がん相談支援センターを探す」で各地域のがん診療連携拠点病院のがん相談支援センターを検索することができる。

④がん情報サービスサポートセンター（国立がん研究センター）
☎0570−02−3410(ナビダイヤル)、☎03−6706−7797
がんに関する心配事や、知りたい情報を電話で相談できる。最寄りのがん相談支援センターの案内も実施。平日10～15時（土日祝日、年末年始を除く）。相談は無料。通話料は発信者の負担。

⑤静岡がんセンターがんよろず相談
☎055−989−5710
静岡県民を対象に面談や電話で相談に応じている。

⑥ WEB版がんよろず相談Q＆A（静岡がんセンター）　https://www.scchr.jp
診療経過に沿った悩みへの助言集。「がん体験者の悩みを知る」では、がん体験者の生の声を掲載。

⑦ 冊子・電子書籍・動画・リンク一覧（静岡がんセンター）
https://www.scchr.jp/supportconsultation/book_video.html
静岡がんセンターで作成された「学びの広場」のサイトで、がん薬物療法副作用対策の小冊子、処方別がん薬物療法説明書、がんについての講演ビデオなどがダウンロードできる。

⑧サバイバーシップ（静岡がんセンター、大鵬薬品工業）　https://survivorship.jp/
抗がん剤の副作用対策や食事の工夫について丁寧に解説。小冊子をダウンロードできる。

⑨がんとどうつき合うか（がん研究振興財団）
https://www.fpcr.or.jp/
各種がんについて小冊子をダウンロードできる。

患者さんの声

親ががんと診断されたら、子どもさんは大きなショックを受けるでしょう。これから先、病状はどう進み、治療はどうなるのか、看病のため何をしたらよいのか、家族の負担が大きいのではないか、など、心配は尽きないことと思います。親御さんにどんな言葉をかけたらよいのか、戸惑う方も多いのではないでしょうか。

一方、親自身も表情や言葉にはあまり表さないかもしれませんが、心身共に大きなダメージを受けています。気持ちは動揺し、病状や治療の見通しによっては、ひどく落ち込んだり、悲嘆にくれたりしているかもしれません。

病気のことだけではなく、今後の生活、仕事や経済面での不安、家族に対する心配、地域社会や職場での対応など、家族が想像する以上に、がん闘病を取り巻くさまざまな問題に心が揺れています。

子どもとしてはなんとか親を元気づけようとしますが、励ましや慰めの言葉が逆効果になることもあります。まず親の気持ちをよく理解して、その心に寄り添い、共に歩いていくつもりで接してほしいと思います。

では、がんと診断されたとき、また、治療中、治療後に患者さんはどんな思いで過ごしているのでしょうか。患者さんの生の声を聞いてみましょう。

再発・転移が怖い。あとどのくらい生きられるのか

患者さんの悩みは〝診療の悩み〟〝身体の苦痛〟〝心の苦悩〟〝暮らしの負担〟の四つに大きく分けられます（31ページの図参照）。

中でも悩み全体の約半数を占めるのが、〝心の苦悩（不安などの心の問題）〟です。

その中身を見ていくと、「再発・転移の不安」が最も多く、病気の段階に関係なく感じていることがわかりました。

そのほか、「将来に対する漠然とした不安」「治療効果・治療期間に対する不安」「完治するのか」「副作用への不安」「死の恐怖」（後述）など、不安の要因はさまざまです。

今後、自分や家族の生活はどうなるのか、治療はどうなるのか、治るのか、副作用が出るのか、自分にはどのくらいの時間が残されているのか、先行きの見えない不安が患者さんを悩ませています。

患者さんの肉声からは、家族にも相談できず、一人で苦悩を抱え込んでいる姿が浮かんできます。がんと診断されると、さまざまな思いが胸をよぎります。考えまいとしても、一人になったときや静かな夜に、不安にさいなまれることも少なくないでしょう。たとえ主治医に「早期のがんですから、完治が目指せます」と言われても不安になることがあります。それは自然な反応なのです。

家族は、このような親御さんの気持ちを汲み取り、その悩みを百パーセント解決できる処方箋がないとしても、患者さんのつらい思いを聞き、共有して、重い荷物を分け持つことはできるのではないでしょうか。患者さんはつらい気持ちを吐き出し、受け止めてもらうだけでも楽になることがあります（168ページ～参照）。

再発・転移の不安

「一生『再発』『転移』という
言葉におびえて生きて
いかなければならない」

「手術しても、再発するのでは
ないか、今までどおりの生活
ができるのかと悩んだ」

「再発したとき、
どのような治療の選択肢
があるのか、不安だ」

「転移していると告知されたが、
今後余命がどのくらいかと
思うと家族にも話せず、
心身共に悩み苦しんだ」

「いつ再発するか、
いつも恐怖におびえ、
検査の結果を聞くまでは不安。
毎日頭の中に再発の不安があり、
精神的に落ち着かない」

「再発について敏感になり、
どこか痛いと再発では
ないかと思ってしまう」

将来に対する漠然とした不安・絶望感

「がんがどれくらい進行しているのか」

「今後の人生は、
がんと共生しなくては
ならないのかと悩んだ」

「これから先の見通しや
生き甲斐もなく、
どうしたらいいのかわからない」

「生命は助かっても、介護は
必要になるのか、社会的活動は
できるようになるのかと悩んだ」

「あと何年生きられるのか、
ただただ不安」

がん体験者の悩みや負担等に関する実態調査2003年報告書『がんと向き合った7885人の声』、
同実態調査2013年概要報告書『がんと向き合った4054人の声』より抜粋

死の恐怖を誰にも言えない

「心の苦悩」の中では、「再発の不安」とともに、「死を意識」「精神的動揺・絶望感」「気持ちの落ち込み」などの悩みも目立ちます。

がんの種類やステージ（進行度）にかかわらず、おそらくほとんどの方が、がんと診断されたときから「死」について考え始めます。

近年では、手術療法や放射線治療や薬物療法が進化し、一昔前に比べると、治療成績が格段に向上しました。ただ、早期であれば90％以上の治癒を望めるがんがある一方で、残念ながらまだ生存率が低いがんもあります。

患者さんの脳裏に「死」がよぎるのは、早期に発見されても、小さながんであっても、再発・転移の可能性はゼロではないからです。そのため、どんなに生存率が高い場合でも、「ひょっとしたら命を落とすことになりはしないか」という危機感が頭をもたげてくるのです。

さらに、がんの種類やステージによって、再発・転移の確率が高い場合は、「死」や「残された時間」を意識することが多くなるでしょう。「再発や死の恐怖」に襲われても、家族や子どもたちには伝えずに心に抱え、葛藤している様子もうかがえます。

このような患者さんに対してどんな言葉をかけたらよいのか、人それぞれ違い、正解は一つではないと思います。「大丈夫」という言葉一つとっても、「よくわかりもしないのに、安易な言葉を使わないでほしい」という人もあれば、「大丈夫でなくても、大丈夫と言ってもらったほうが力づけられる」という人もあるでしょう。「できるだけのことはするから、どんなことでも話してほしい」という気持ちを伝えておくことが何よりも大切なのではないでしょうか。

死を意識した

「がんと言われただけで『死』を考えた」

「自分の死を、いつどのような形で迎えるのか考えた」

「知人ががんで死亡したのを思い出し、私もあの痛みに耐えて死を迎えなければならないのかと悩んだ」

「死期の迫る恐怖を誰にも言えない。自分自身の心の葛藤に苦しんだ」

「告知後、自分が死んでしまったらということばかりを考えて、頭の中が真っ白になり、これから手術、治療と説明されてもただただ涙があふれた」

「がんと診断されて、死が現実に迫ってきた。今までの人生、これでよかったのだろうかと考えた」

「死を意識していたとき、周囲からの配慮が身にしみた。自分自身の心の整理が大事という考えに至るまでに時間を要した」

「末期の不安があり、残りの人生の生きる意味が見つからない」

「再発を繰り返し、病弱な体はますます衰弱して、みじめな姿をさらしながら死んでいくのか。パッと散るように死にたい」

「あと何年生きられるのか、体はまだ元気なのに死にたくない、と眠れなかった。今でも毎日思う」

がん体験者の悩みや負担等に関する実態調査2003年報告書『がんと向き合った7885人の声』、同実態調査2013年概要報告書『がんと向き合った4054人の声』より抜粋

子どもに迷惑をかけたくない

〝暮らしの負担〟の悩みの中でも多いのは、「家族・周囲の人との関係」についての悩みです。悩み全体の順位では第3位に位置しています。

特に注目したいのは、「子どもや家族が心配」「子どもや家族に迷惑をかけたくない」という声が非常に多いことです。子どもの世話になることには、心理的に負い目を感じている様子がうかがえます。経済面で負担をかけることが予想される場合は、その悩みが大きいようです。子どもと同居をしている人でも、自分の病気のせいで子どもの将来を閉ざしてしまうのではないか、という心配が出てきます。

また、高齢者二人の世帯で、夫（または妻）を介護しているような場合は、介護を肩がわりしてくれる人がいないなどの悩みも深刻です。本音では子どもの世話になりたいという人でも、子どもの家庭の事情を考えるとそれもできない、介護が必要な家族を施設に入れるのもままならないなど、葛藤している様子が見え隠れしています（2章参照）。

「どうしても死につながる病気とのイメージが強いため、子どもにも周りにも、病名を話すことができない。心配事があっても、家族に話せない」

「家族に心配をかけていることを情けなく思うこともある」

「夫の世話をかわってくれる人がいないので、疲れきって体力も限界に近づき、夫も足が立たなくなりつつある。夫より先に死なないことと体力の限界が悩み」

「家族のうち何人もがんと診断された。がん家系なのか？子どもに迷惑をかける」

子どもに迷惑をかけたくない

「子どもが2人いるが、
子どもには子どもの生活が
あるので、迷惑をかけないように
生きていくにはどうしたら
いいかと毎日悩んでいる」

「末期がんとわかったので、
娘に家内の面倒は見てもらうこと
にしたが、金銭的な問題
（娘は現在働いている）で、
大きな負担をかける」

「家族の迷惑にしかなって
いないのではないかと
悩んでいる」

「70歳代の家内が肝臓、心臓、膝、
腰、肩が痛むのをこらえ、
家のことのほかに私の看病まで
してくれるのが一番の悩み」

「現在、老妻と二人暮らし。子ども
はあてにできない。妻も病気なの
に、家事や畑仕事で無理をしてい
る。前ほど手助けできないので、
妻の身体が心配」

「私にもしものことがあった
とき、家族はどうなるのだろ
う。ほかの者ではわからない」

「同居している末娘は
子どもが1人あり、私の看病と
家事で思うように働けない。
このまま親の世話で花である時を
朽ちてしまうのは
かわいそうでならない」

「夫は高齢で、誰かが
寝たきりになると不安」

「認知症の家族を一人きりにできないので、また入院となると困る。
妻を介護施設などに入れ、自分は子どものところへ身を寄せたいが、
飼い犬の世話や子どもたちの事情があり、難しい。夫婦で入所でき
る収入もなく、子どもたちの援助がどれほどあるか」

がん体験者の悩みや負担等に関する実態調査2003年報告書『がんと向き合った7885人の声』、
同実態調査2013年概要報告書『がんと向き合った4054人の声』より抜粋

同情されたくない

「周囲の人との関係」の悩みとして意外に多いのは、いわゆる「世間の目」にさらされることや、噂《うわさ》されることへの警戒感・抵抗感です。患者さんの声から見えてくるのは、地域社会や職場、あるいは普段あまりつき合いのない親戚などの共同体の中で、自分ががんになったことがどんなふうに話題にされるのかは重大な問題だということです。

「がん」という病気が「死に至る病」であった昔と違い、半数以上の人が治癒の目安とされる5年生存を果たすようになり、また、治癒は難しいとしても、長期にわたって元気にがんと共存し続ける人も少なくありません。ところが、がんになると、いまだに世間からは「助からない病気にかかったかわいそうな人」という哀れみの目で見られることがしばしばあります。

多くの声が示しているように、患者さんは、周囲の無理解や偏見だけでなく、「哀れみ」や「同情」のまなざしを向けられたとき、また、「死にゆく人」として見られたときにもつらい気持ちになるのです。患者さんは、周囲の人びとの言動にそれまで以上にナーバスになっていますから、ふとしたひと言や表情から相手の気持ちを見抜いてしまいます。家族であれば、言葉だけでなくスキンシップで愛情を表現できるのでまだよいのですが、心理的には一線を画している地域社会や職場、あるいは遠い親戚の人たちの中で噂話をされるのは、たとえ同情からであれ耐え難いことなのです。

「がんにかかったことを知られないよう、元気に見せかけているのが一番つらかった」という声には、元気ではないのに弱った姿も見せられず、空元気で取り繕うつらさがにじみ出ています。

本来なら、がんであることを誰に

近所づき合い・地域社会での悩み

「近所つき合いなどで私の身体的変化（やせた）をどう説明すればいいか悩んだ」

「親戚や近所の人に（がんの罹患を）知られないよう、元気に見せかけているのが一番つらかった」

「がんと知られると周り（近所の人、友人）から、哀れみを受けたり、噂されたりすることがつらかった」

「周囲に自分の病気を話していいのか、またどの時点で言うのが適切か悩んだ」

「地域社会との関わりが難しくなり、家庭にも余計な負担をかけた」

「近所の人に病気を隠しているため、町内の行事に参加できないときに、さぼっていると思われるのが負担である」

「田舎なので、がんという病名で近所の噂になるのが嫌で悩んでいた」

がん体験者の悩みや負担等に関する実態調査2003年報告書『がんと向き合った7885人の声』、
同実態調査2013年概要報告書『がんと向き合った4054人の声』より抜粋

でも伝えることができ、共感やサポートを受けられる社会であるのが理想ですが、いまだに古い価値観が残っている地域や共同体に属している場合、理想どおりにいかないこともあります。

子どもは、このような親の気持ちを汲み取り、誰かに病気のことを話すときは、親のストレスにならないかを確認してからにしましょう。

また、地域の行事の役員やゴミ当番などの責任を果たせないことに悩む声もあります。子どもは親の肩がわりをするか、それが無理なら、親の体調がすぐれないことを自治会長や理事長などに伝えて理解を得ておくだけでも、親の心の負担を減らすことができます。

周囲の反応がつらい

「病気のことを周囲に知られてから、言葉巧みに宗教、いかがわしい健康食品、薬品などを押しつけられ、人間関係がギクシャクした」

「周囲が心配して声をかけてくれても、がんのことには触れないでほしいと叫びたい気持ちだった」

「がんになったら友人がいなくなった」

「術後経過が順調で、体重も元に戻ったころ、周囲から驚きの目で見られて大変ショックを受けた」

「友人から、まるで病気がうつるかのように言われて困った」

社会からの孤立に悩む

「独居のため、入院すると一般世間とのつき合いが遮断され、情報や交際に支障を来すことが苦になった」

「一人暮らしなので、いつ何が起こるだろうかといつも考えている」

がん体験者の悩みや負担等に関する実態調査2003年報告書『がんと向き合った7885人の声』、同実態調査2013年概要報告書『がんと向き合った4054人の声』より抜粋

外見が変わって、ショック！副作用のせいで閉じこもりに

「心の苦悩」に続いて多いのは、がんの進行や治療に伴う「症状・副作用・後遺症」など、「身体の苦痛」に関わる悩みです。

その内容は、手術、抗がん剤治療、放射線治療などの治療方法や、治療を受ける臓器（部位）によって異なり、「副作用で頭髪から眉毛まで脱毛し、ショックを受けた」といった外見に関わることから「ストーマの生活に慣れない」「声を失ってつらい」といった身体の機能に関するものまで、さまざまです。

また、症状や後遺症、機能障害が起こった結果として引き起こされる食事、排泄《はいせつ》、睡眠、家事、性生活などの日常生活の悩みも深刻です。さらに、それらがストレスとなったり、自尊心を傷付けられたり、周囲への気遣いや抵抗感から、外出しなくなったり、近隣や友人とのつき合いが疎遠《そえん》になるなど、精神面や社会生活にも影響を与えています。

「どんな副作用や後遺症が起こるのか、事前に知っておきたかった」という声もあります。これから親のがんの治療に関わっていく家族は、医師から治療法の説明を受けるときなどに、予想される副作用や後遺症、その対策などについても、親と一緒に聞いておくとよいでしょう（副作用の対策は7章参照）。

外見・身体の機能の変化

「心臓、肺の機能低下による息切れ、疲れの症状があり、やがて通院できなくなるのではと悩んでいる」

「手術後、便が1日に10回以上あり、漏らすこともたびたび。おしめをつけたが、元に戻らないのではと心配」

「遠方で働く娘のところに行ってみたいが、排尿障害で失禁があるため、長時間の外出・外泊ができない」

「手術痕《こん》を見られたくないがために、他の病気の際、受診するのをためらってしまう」

「喉頭がんのために手術で声が出なくなってしまうことに、大きなショックを受けた」

「放射線治療のため、だ液が出ないので、口が渇き、のどが痛くて食事が飲み込めない」

「抗がん剤の副作用で、頭髪がみるみる抜け始めたときはパニックに。心の準備ができておらず、うろたえた」

「抗がん剤の副作用で外見が変わってしまい（脱毛、爪の変形）、人に会う気力がなくなった。用事で外出することもストレスに」

「抗がん剤治療の副作用のうち、夜の吐き気が一番つらい」

「抗がん剤の副作用で足がしびれ、足先が冷たく、身体がふらつく」

がん体験者の悩みや負担等に関する実態調査2003年報告書『がんと向き合った7885人の声』、同実態調査2013年概要報告書『がんと向き合った4054人の声』より抜粋

治療方針・セカンドオピニオンで悩む

診療の悩みでは、「病院の選択」「医療スタッフとの関係」「診断・治療」や「告知、インフォームド・コンセント」についての悩みなどがあります。

「診断・治療」に関しては、「どんな治療をするのか不安」「手術への不安・恐怖」など、治療を受けること自体への心配が多く見られ、治療法を選択する際の知識不足や迷いも目立ちます。

「告知、インフォームド・コンセント、セカンドオピニオン」についての声からは、「医師の説明不足」「医師の説明が理解できない」「医師の説明に納得できない」「セカンドオピニオンを受けるべきか」など、医師とのコミュニケーションに悩む人が少なくないことが読み取れます。

高齢の患者さんの場合、医師に遠慮して聞きたいことを聞けなかったり、説明されたことが理解できなくてもそのままにしてしまったりすることがままあるようです。

子どもさんなどの家族は、あらかじめ親と相談しながら、医師に聞きたいこと、知りたいことをメモしておき、医師から説明があるときに同席して、親の手助けをしてあげることをお勧めします（5章参照）。

治療、インフォームド・コンセントについて

「手術が告知の10日後で、
基本的な知識を得る
時間がない」

「がんというだけでもショック
なのに、それを乗り越えてい
ろいろなことを短期間に判断
しなければならない残酷さ。
相談はしても、結局は自己決
定しなければならない難しさ」

「老齢のため、
通院不能になった時点
で治療をどうするか
悩んでいる」

治療、インフォームド・コンセントについて

「手術についての説明はあったが、専門用語での説明は難しく、家族ともに質問もできなかった」

「忙しい医師に遠慮があり、自分の納得がいくまでの説明を求められない」

「主治医の転任に伴い、治療法が『化学療法』から『自宅療養』に大きく変わった。死を待つしかないのか」

「手術、治療に関する説明を受ける際、同席できるのは肉親のみと言われた」

「検査と同じように、精神的ケアも治療の一つにしてほしい」

「入院前の検査で病院に行くとき、いつも一人で寂しかった。誰か付き添ってくれたらいいのに……」

セカンドオピニオン

「担当の医師が急いで手術したがるので、セカンドオピニオンを受けようとしたが、そのことで医師との関係が気まずくなった」

「小さな病院だから専門医がいないのではと治療に不安を覚えたが、セカンドオピニオンを求めることにはためらいがあった」

「セカンドオピニオンを受けたが、両方の意見をどう処理すればいいのか悩んだ」

医療者との関係

「服用中の薬のことを聞いても、何もわからない看護師が多いことに驚く」

「患者に対して医師や看護師が横柄な態度をとる」

「病院を変わりたいが、主治医が怖くて言い出せない」

がん体験者の悩みや負担等に関する実態調査2003年報告書『がんと向き合った7885人の声』、同実態調査2013年概要報告書『がんと向き合った4054人の声』より抜粋

経済的な負担に押しつぶされそう

「就労・経済的負担」は、全体の悩みの中では4位に位置し、経済的な問題に悩む人が少なくないことがわかります。

特に、医療費の負担がのしかかっていることを多くの声が示しています。がんの治療では、手術費や入院費、抗がん剤治療や放射線治療の費用などがかかります。薬価が高額な分子標的薬等は、1カ月に数百万円かかることもあります。健康保険で個人負担は1〜3割になり、さらに「高額療養費制度（6章参照）」を利用すると負担が軽減できますが、それでも毎月10万円前後になることがあり、「（高額な負担が）いつまで続くのか」と不安になる人も多いのです。親世代は、年金で暮らしている人が多く、医療費の急な出費や、持続する出費が生活を圧迫することは容易に想像がつきます。

仕事を続けている場合、「仕事復帰・継続への不安」「がん罹患による仕事への影響」など、職場でがんという病気や闘病生活を理解してもらえない悩みなども出てきます。通院のために勤務先に迷惑をかける心苦しさ、リストラの不安、実際に解雇されたという例は、さらに深刻です。

親御さんは、経済的な不安があっても、息子や娘に心配をかけまいとして、黙っているかもしれません。病院の外来受診や検査に付き添うときや、入院先を見舞ったときなどに、医療保険に入っているかどうかをそれとなく聞いてみるのもよいでしょう。

もし、医療費のことで悩んでいるようなら、保険診療の場合は「高額療養費制度」によって、一定以上の医療費は公費から支給されることを伝えたり、子どもたち同士で相談し、できる範囲で援助をすることを考えてみましょう。

経済的負担がつらい

「自営業のため、入院により収入が途絶えた」

「外来での治療費が月10万円前後かかる。これから先いつまで続くのか」

「病気には無縁だったので、医療保険に入っていなかった。仕事も休職中で、経済的負担が大きく、心配」

「老後の経済的なことが心配」

「高額な治療費が一番の悩み」

「無理して健康食品にお金を使い、経済的に苦しい思いをしている」

仕事上の悩み

「食事の量や時間が他の人と合わず、(職場での) 人間関係が気まずくなった」

「週1回の治療のため、退職しなければならないのではと心配」

「職場で、腫《は》れ物に触るようにされることに抵抗を感じる」

「残業もできない体調のため、解雇された」

「抗がん剤治療中、職場の人が気を使っているのがわかり、心苦しかった」

「病気を抱え、事業主の責任が果たせるのか」

がん体験者の悩みや負担等に関する実態調査2003年報告書『がんと向き合った7885人の声』、
同実態調査2013年概要報告書『がんと向き合った4054人の声』より抜粋

第2章

親とのコミュニケーションを上手にとる

心の嵐を静める方法は悩みを聞き、受け止め、共感すること

がんの治療は長丁場。不安定な状態が続く

前章で見てきたように、がんとの闘いには、さまざまな悩みや負担がつきまといます。

がんを早期発見・早期治療できた場合は、治療も比較的楽にすみ、再発のリスクも高くありません。たとえば、早期の胃がんや大腸がんなら、内視鏡で胃や大腸の粘膜表面のがんを切除するだけですむことが多く、後遺症もほとんど起こらず、短期間で元どおりの生活を取り戻すことができるでしょう。それでも、「万一再発したらどうしよう」「また、がんになるかもしれない」という不安が続く人もいます。

病状が進んだ段階でがんが見つかった場合は、治療が長丁場になることが多く、患者さんは心も身体も不安定な状態で長期間過ごすことになります。

たとえば胃がんや大腸がんで、おなかを大きく切り開く開腹手術や、おなかに開けた複数の穴から手術器具を入れて操作する腹腔鏡《ふくくうきょう》手術で、病変を摘出する場合は、2～3週間前後の入院が必要になります。胃の手術後は、胃が一部または全部失われることによって、食べ物が急激に腸に落ちるため、ダンピング症候群といってめまいなどの不快な症状が起こることがあります。また、大腸がんの手術後は、頻便や下痢といった排便異常が続くこともあります。

乳がんの場合、手術の方法によっては、腕が上がらなくなったり、腋《わき》の下のリンパ節を切除することによ

「再発・転移なし」と答えた人も、不安を抱えて生活している

がんの診断後、5～10年を再発・転移なしで過ごすことができれば、ほぼ治癒と見なされます。ところが、アンケートで、現在「再発・転移なし」と答えた人も、診断後の経過年数が5年未満でも、5年以上10年未満でも、10年以上であっても、依然として「再発・転移の不安」を抱えていることがわかります。医学的には5～10年目以降、再発の心配はほぼなくなりますが、患者さんは理屈ではなく、再発を恐れている表れです。

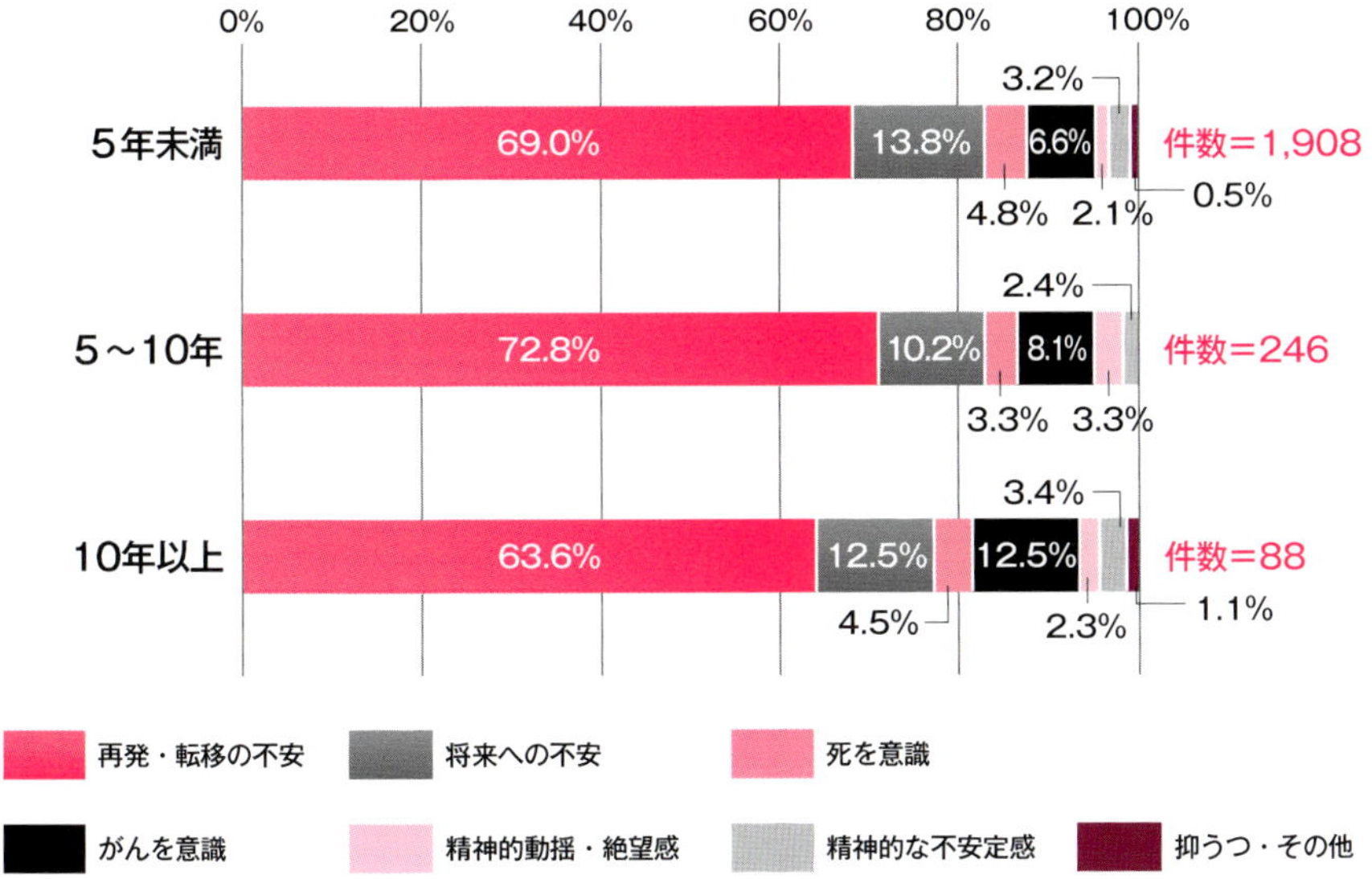

がん体験者の悩みや負担等に関する実態調査報告書　概要版『がんと向き合った7885人の声』より一部改変

る腕のむくみ（リンパ浮腫《ふしゅ》）などの後遺症に悩まされることもあります。

乳房の形を残す乳房温存手術が選択された場合は、温存した乳房内への再発を防ぐことを目的として、手術後に、1週間に5日間ずつ、ほぼ4～5週間にわたって放射線治療を行うことが標準的な方法で、日焼けのような副作用が出ることがあります。

また、がんの種類や進行状態（ステージ）によっては、手術前後の補助療法として抗がん剤、分子標的薬、ホルモン剤等による薬物療法を行うこともあります。あるいは手術をせずに、薬物療法や放射線療法による治療が行われることもあります。これらの場合は、抗がん剤、分子標的

薬、放射線治療の副作用が起こる可能性が出てきます（7章参照）。

家族のサポートが大変重要に

治療が一段落したあとも、患者さんは、手術の傷痕《あと》に痛みや違和感を覚えたり、傷口を見るたびに気持ちが落ち込んだり、あるいは定期的な検査のたびに、「もしかして、再発しているのではないか。再発していると言われたらどうしよう」とおびえたりします。

再発率が一番高いといわれる治療後2～3年目はもちろんのこと、がんの完治の目安とされる5～10年が経過するまでは、いろいろな場面で再発や死の不安が頭をもたげてきます。

特に、検査の結果がかんばしくない場合や、効果が見込める治療法が少なくなった場合は、「来年の桜を見られるのだろうか」とか、「町を歩いている人は皆明るく元気そうに見える。死を考えて暗い顔をしているのは自分だけだ」と心が沈むことも多くなります。

このように、がんの治療は多くの場合、「手術（またはそのほかの治療）を受ければ、それでおしまい」というわけにはいきません。前章の「患者さんの声」からもわかるように、長い間、身体には治療の後遺症や副作用、心には再発や死の不安が出てくることが、がんとの闘いの特性ともいえます。

がんの告知以降、治療後まで長期にわたり、このようにさまざまな負担を背負う患者さんに対して、周囲のサポートが大変重要になります。

話を聞き、さまざまな感情を受け止めること

患者さんへのサポートの要《かなめ》ともなるのが「家族との関係」です。お互いの気持ちを伝え合い、理解し合える関係なら、患者さんは心強く、がんに立ち向かうモチベーションも高まるでしょう。

まず、がんと診断された直後の、患者さんの心の嵐を静める方法は、患者さんの話（思い）をじっくりと聞いて、心の中によどんでいるさまざまな感情を受け止め、共感することです。患者さんが何か話したいようなら、心の声に耳を傾け、受け止

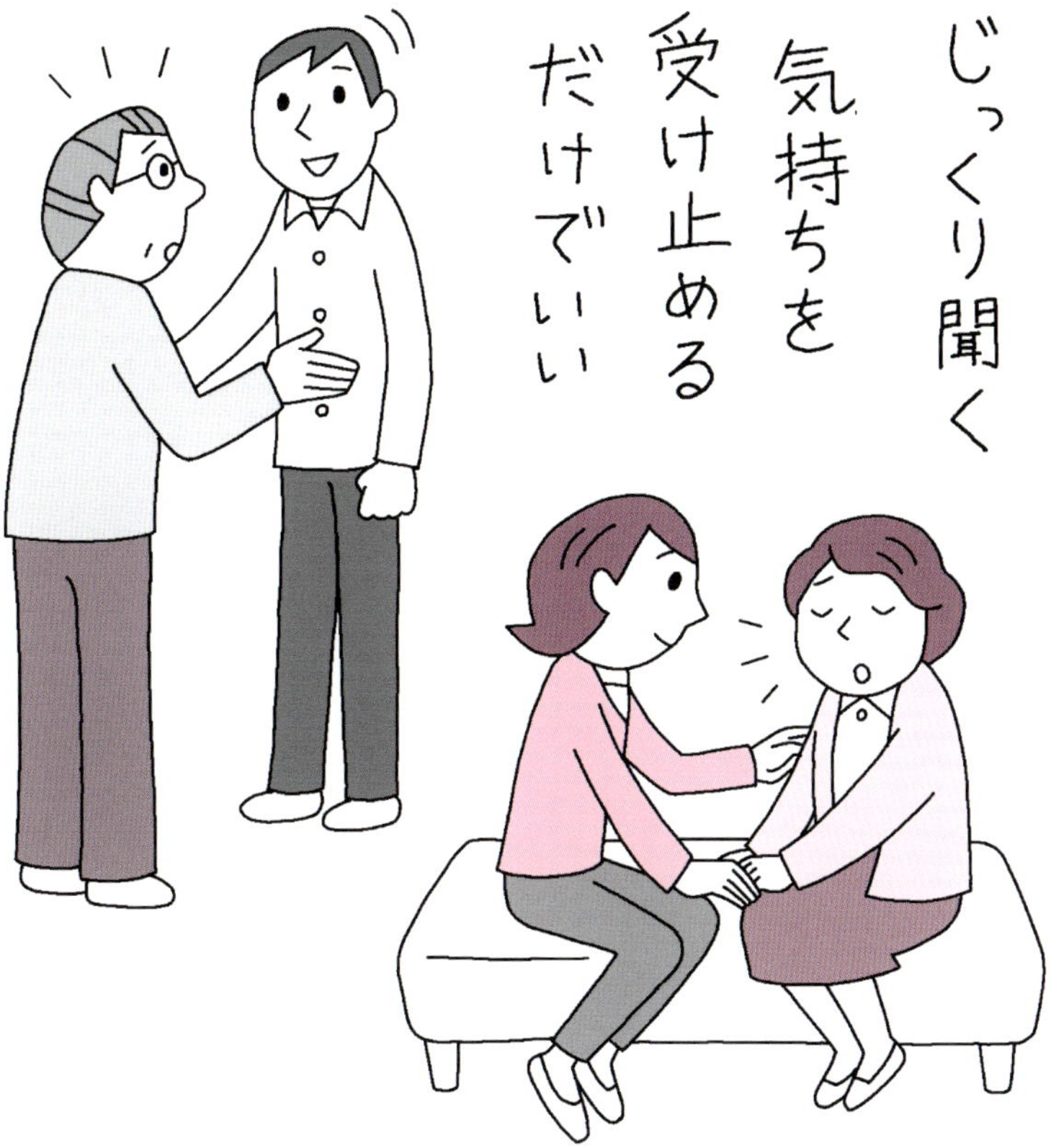
じっくり聞く
気持ちを
受け止める
だけでいい

めていただきたいと思います。

話す側（患者さん）は、筋道を立てて話さなくてもいいのです。一方、聞く側（家族）は「何かアドバイスをしなければ」と思いがちですが、じっくりと聞き、その気持ちを受け止めるだけでいいのです。かける言葉がなければ、肩に手を置いたり、手を握ったりするだけでも、家族の思いは伝わるはずです。

患者さんは、心の重荷を吐き出すことで気持ちが楽になり、自然と心配事や混乱した気持ちが整理されていきます。「次の外来で、医師にこの点を質問してみよう」、「治療が始まる前に、家族のためにこれだけはやっておこう」などと考えられるようになるのです。

治療が終わっても、不安が続く患者さんへの配慮を忘れずに

何げない会話やしぐさで、「一人ではない」と救われる

また、患者さんは一人孤島にいるような孤立感をおぼえやすいものですが、家族や周囲の人々の何げない会話や表情、しぐさから、自分への思いが感じられたとき、「一人ではない」と気がついて温かい気持ちになれるようです。

家族に心配をかけたくないからと、つらさを自分一人で抱え込んでしまう患者さんもいますが、このようなときこそ、心を開いて語り合う「心通う対話」や、お互いを思いやる気持ちが大きな力になります。

治療後も、揺れ動く患者さんの気持ちをさりげなく受け止めて

一連の治療が終わった後、患者さんが病気のことを忘れているように見えるかもしれません。家族は、「これで治療も一段落、やれやれ」とホッとして、患者さんへの配慮が薄れたり、以前と同様に家事をしてほしいと思ったりしがちですが、それは患者さんにとって苦痛になることもあります。

というのも、がんという病気には、多かれ少なかれ再発の心配がつきまとい、病気になる前には彼方にあった「死」が突然近づいてきて、その呪縛《じゅばく》からなかなか自由になれないからです。そのため、治療後も、しばしば再発や死の不安にかられ、無気力、むなしさ、孤独感などに襲われます。体は健康そうに見えても、心は常に重荷を背負っているのです。

いつも医療スタッフに囲まれていた入院中より、退院後のほうが孤独感を感じたり落ち込んだりする患者さんも少なくありません。

思考の負のサイクルをストップさせるには

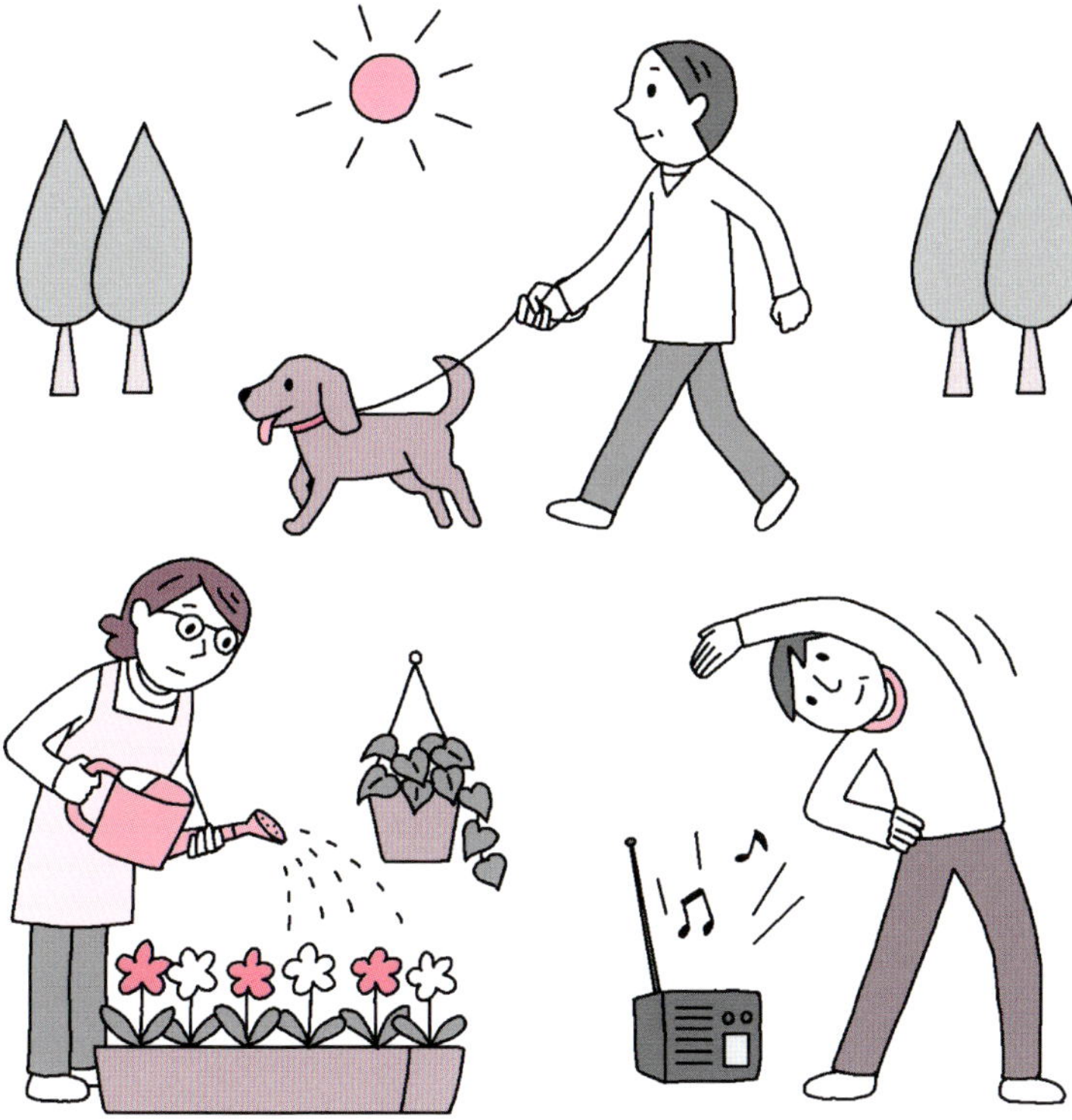

人間は、座ったまま、寝たままでいると、どうしても考えが悪いほうへ向いてしまいます。身体を動かせるようなら、外に出て少し早足で歩いたり、ラジオ体操に参加することを勧めてみてください。

また、庭やベランダで花や野菜の栽培をするのもよいでしょう。目的を持って身体を動かしたり、作業をしたりすると、思考の負のサイクルをストップさせることができます。

大切なのは「同悲同苦」の姿勢で寄り添う気持ち

落ち込んでいる患者さんを励まそうとして、「がんばって」と言うと「これ以上、何をがんばれというんだ」と患者さんを怒らせてしまうことがあります。また、逆に、気を使いすぎて腫《は》れ物に触るように接すると、患者さんが孤立感を深めたりします。

苦しんだり、落ち込んだりしている患者さんと接するときに、家族として一番大切なことは「寄り添う気持ち」です。

「家族」は、患者さんの悲しみや苦しみを自分のものとし、寄り添う「同悲同苦」という姿勢で接することができれば、理想的です。「同悲同苦」とは、相手の悲しみも苦しみも同じくする姿勢であり、究極の「思いやりの心」です。

そこに心通う対話があれば、さらに素晴らしいことなのですが、黙って、そばに寄り添っているだけでも気持ちは通じます。無理に対話しなくても、黙ってそばに座っているだけでいいのです。

「同悲同苦」と似ているけれども少し意味が違う言葉に「同情」や「共感共苦」があります。これらの言葉の意味の違いを、皆さんもよくご存じの「マッチ売りの少女」のお話を例に挙げて考えてみましょう。

マッチ売りの少女は、クリスマスイブの夜、マッチも売れず、凍えそうですが、最期の時、愛する祖母に導かれ、喜びに満ちて天国に召されます。

そんな少女を見て、「寒くてつらいでしょう」と想像し、「かわいそうに」と思う心が同情です。少女が、幸せを感じながら天国に行ったことまでは想像できません。

「同情」と似ているけれど、少し違うのが「共感」です。医療の世界では「共感共苦」といいますが、「同情」と異なる点は、少女にその時の気持ちを聞き取り、時には、自分のコートを脱ぎ、少女の隣に座って寒さを体験しながら、できるだけ情報を集め、客観的に判断しようとする心意気です。少女は、空腹で寒さに凍えそうでも、愛する祖母との心の交流を持っている、と理解したうえで、それを救う道があれば試みるのが「共感共苦」の心です。

医学の世界では、マッチ売りの少女が患者さんで、「共感共苦」の心で接するのが医療者です。

医学が進歩しても、つらい治療もあれば、命を救えない病気もありま

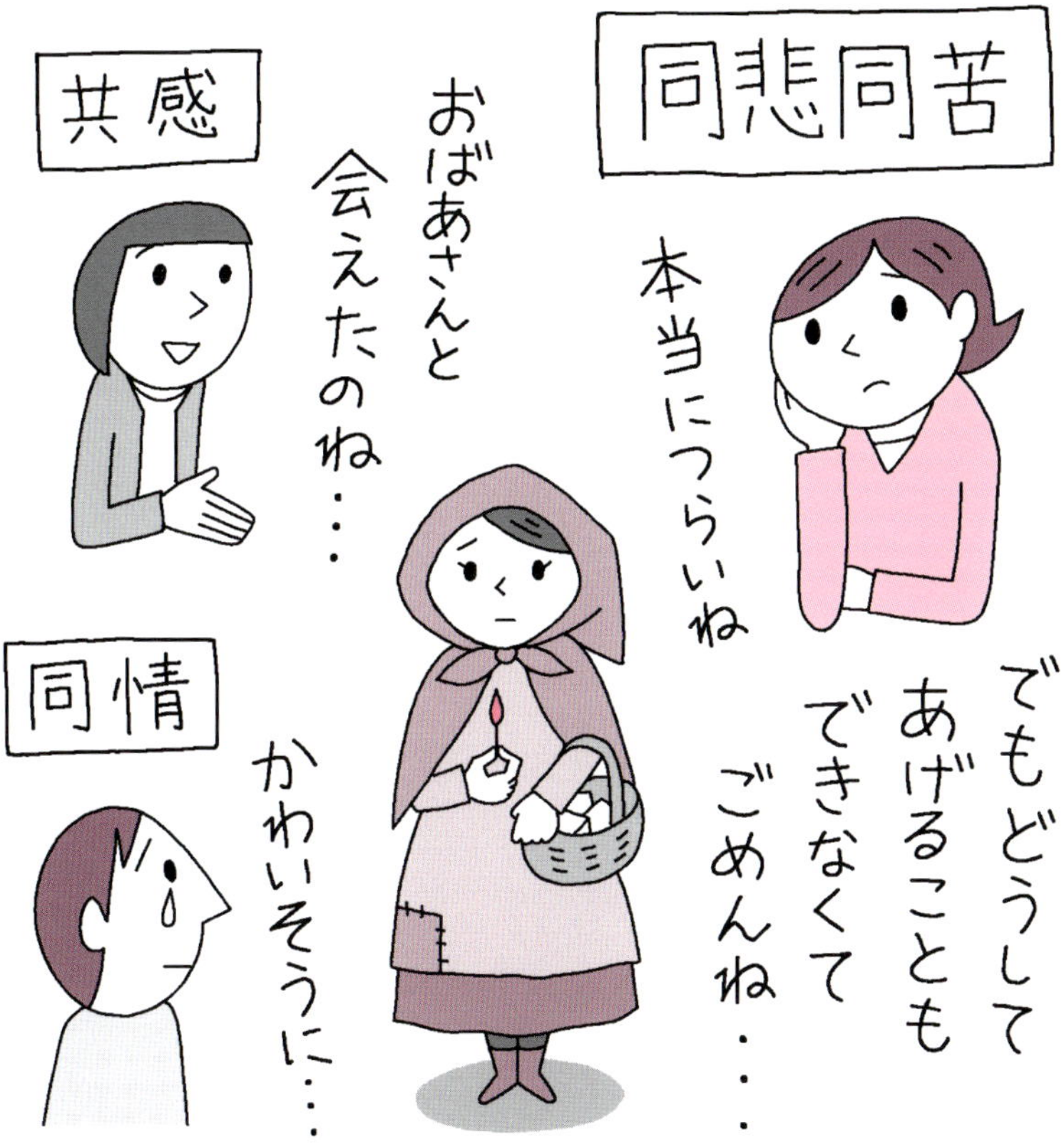
共感
おばあさんと会えたのね・・・
同悲同苦
本当につらいね
でもどうしてあげることもできなくてごめんね・・・
同情
かわいそうに・・・

す。そのような中で、患者さんの立場に立ってその気持ちを汲み取り、必要な対策を講じる姿勢が「共感共苦」の心です。

先に触れた「同悲同苦」とは、「共感共苦」よりさらに寄り添った態度のことで、マッチ売りの少女と同じ状況に身を置いてずっとそばに座り、少女と同じように凍え死ぬかもしれないけれども、それすらもいとわずに寄り添う姿勢です。

家族が苦しみを分け合えば、患者さんの闘病意欲も高まる

実際に、患者さんのことを心から愛している家族が、「同悲同苦」の心で患者さんに寄り添っている姿に出合うことがあります。医師に「やれるだけの治療はしたけれども、あ

とは、症状をやわらげながら見守るしかない」と告げられた患者さんのそばに寄り添って、じっと見守る、ということは、家族にとっては大変つらく、家族自身の心も深く傷つくかもしれませんが、患者さんにとっては、大きな慰めになるでしょう。闘病中の悲しみや苦しみも、家族とともに分け合えば、軽くなるのです。

ところがそれとは逆に、家族が、医師や医療スタッフの代弁者のように振る舞い、「先生が我慢するしかないと言っていたでしょ」とか、「効果が出るか出ないかやってみないとわからないらしいよ」などと突き放した態度をとることがあります。患者さんは、「今まで味方だった家族からも見放されてしまった」と、とてもつらく、気落ちしてしまいます。たとえ積極的な治療法がなくなったとしても、患者さんとしては、家族や愛する人に気持ちのうえで常に寄り添っていてもらうことが、大きな心の支えになるのです。

患者さんはすでにいろいろな我慢をし、耐えしのんでいるのですから、家族や愛する人は「本当につらいね。でもどうしてあげることもできなくてごめんね」などと、心からの思いを伝えるとよいでしょう。

闘病中の親御さんは、子どもたちには迷惑をかけたくないと考えて、本音を言わないこともあるかもしれません。それでも、「私たちにはあまり話をしてくれないから放っておきましょう」などと考えるのは早計です。迷惑をかけたくないと思っている気持ちを察して、「遠慮しないで、いつでもつらい気持ちや心配事を話してね」と声をかけ、できるだけ「同悲同苦」の姿勢で寄り添っていただきたいと思います。

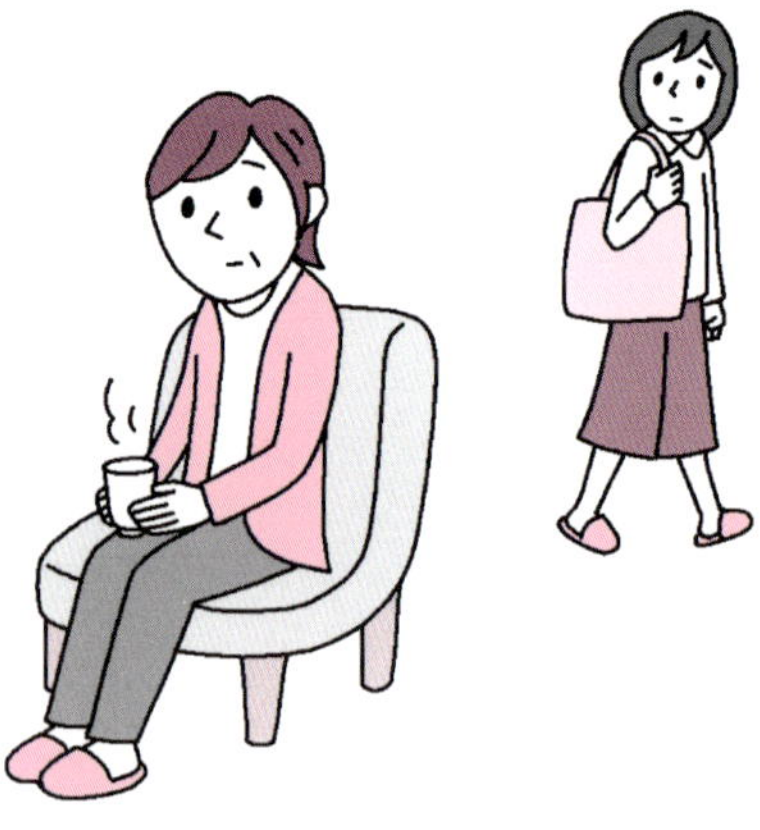

●闘病中の親とのつき合い方

患者さんと家族は情報を共有し「心を一つ」にする

家族は「第二の患者さん」。病気の親への接し方もさまざま

親御さんの病気を知らされた子どもさんや家族も、「もしかしたら大切な親を失ってしまうのではないか」「何とか助けたいが、これから、治療はどう進んでいくのだろう」と心が乱れ、なかなか冷静にはなれないかもしれません。

「家族は第二の患者さん」という言葉もあります。

ある40代の女性は、入院中のお母さん（70代）を毎日のように見舞い、気丈に振舞っておられましたが、実際は、毎晩泣き暮らしていたそうです。また、30代の男性は、入院中のお父さんの要望で、がん治療に関連する書籍や雑誌を購入してベッドサイドに運び込み、お父さんと一緒に勉強されていました。

一方で、患者さんの心配をしながらも、会うことをためらってしまう方もいるようです。両親と離れて暮らしている20代の女性は、「父ががんになり、心配で心配で仕方がないけれども、自信満々で元気だった父が、闘病中にやせてしまい、気落ちして言葉も少なくなった様子を見るのがつらくて、つい足が遠のいてしまいます」と話していました。

支える側の子どもさんや家族にもさまざまな事情や思いがあり、患者さんの病状に心を痛めながらも、その接し方は千差万別です。

家族も悩みが深いとき、落ち込みが激しいときなど、苦しみが深い場合は、がん診療連携拠点病院の相談支援センター、あるいは心の専門家（23ページ参照）などに相談してみるとよいでしょう。

同居していない場合は間接的にサポートする

独居の高齢者や老々介護の家庭では、行政や介護の仕組みを活用して自宅でのケアを実践することになります。

一方で、子どもがいても、親と離れて遠方で暮らしているといった状況もよく経験します。その場合、患者さんのそばにいたいと思っても、ご自身の仕事や家族のことを考えると、頻繁に病床を見舞ったり、実家に帰って親御さんと話をしたりすることは難しいかもしれません。

実際には、患者さんと同居する妻や夫が中心になって日常的なサポート役となり、離れて暮らす子どもさんが、間接的にサポートするケースが多いようです。

患者さんと家族は、同じ方向を向いて

がんという相手に立ち向かっていくとき、患者さんと家族は心を合わせて同じ方向を向いていることが何より大切です。そのためには、お互いに心を開いて、これからのことを話し合っていければ理想的です。

とはいえ、家族のメンバー（患者さんである夫、妻、子どもとその家族）は、それぞれの考え方があり、暮らし方も一様ではないでしょう。患者さんが病気になる前に、お互いに十分に対話ができているとはかぎりません。

普段の生活で、家族間のコミュニケーションがうまく緊密にとれている家族はそれほど多くはないという印象があります。特別にコミュニケーションが悪いというほどではないけれども、それほど密ではないというところです。

また、親の立場からいえば、「子どもはいつまでも子ども」ですから、がんと診断されたからといって、急に頼りになる存在になるどうかは正直わからない、頼りになる子どももいれば、そうでないケースもある、というのが実情ではないでしょうか。

家族の一人に任せず、皆で心を合わせてサポート

いずれにしても、家族が一人で患者さんを支えていくのはなかなか大変です。家族のほうにもお互いの支え合いが必要ですから、できるだけ

家族みんなで話し合いを持ちながら協力し合い、それぞれのメンバーができることを受け持っていくことが大切ではないかと思います。

普段あまり密な交流がない家族も、当面は「患者さんのがんに立ち向かう」という一点に焦点を当てて、家族のメンバー全員でできるだけ心を一つにして、患者さんに寄り添っていくことが望まれます。

患者さんががんに向き合う姿勢は積極的？　消極的？

患者さんががんに向き合う姿勢も、年齢（年代）や男性女性、家族構成、人生観などによってさまざまで、積極的な方も消極的な方もいます。

最近の患者さんたちは、一昔前に比べて、ご自身で非常によく勉強されて、積極的に発言される方が増えてきたと思います。

一方で、妻や夫、子どもに任せきりで、医療スタッフの前では自分からは発言しない方や、自分ではほとんど考えずに、すべて家族に任せてしまう方もいます。

また、普段、仕事や家庭では積極的に発言する行動派なのに、いざ病気のことになると「医療のことはよくわからないから」とか「怖いから知りたくない」としり込みしてしまう方もいます。

自ら責任を持ってがんに対処しようとする患者さんは男性に多いのですが、大変よく勉強している方と、自ら事態に対処しようとしながらも、あまり勉強はしないという方がいるように思います。

家族に任せようとする患者さんは、女性に多い傾向がありますが、乳がん、子宮がんの患者さんは積極的に対処しようとする方が多いようです。比較的若い方が多く、この病気のことで、女性だからこそ感じるつらい気持ちは男性にはわからない、という意識や、子どもを守るために全力を尽くそうという姿勢があるからではないでしょうか。

サポートの基本は「寄り添う気持ち」と「情報の共有」

いざ治療に取り組む段階になると、患者さんとのこれまでの関係や、患者さんのタイプによっては、どう意思疎通を図ったらよいのか、家族が当惑することもあるでしょう。

前項でも述べたように、大前提として、危機に直面した患者さんと共に歩もうという意識、内面的な支え合いの気持ち、「同悲同苦」で寄り添う姿勢が一番大切です。

そして、患者さんとの関係づくりの第一歩は、「病気のこと」「診療のこと」「今後の見通し（推移）」についての情報を共有することです。

まず、患者さんが病気について得ている情報、医師・医療スタッフから説明された内容を話してもらい、患者さんが入手したパンフレット等の情報などにも目を通しましょう。がんの診断日や、治療法の説明を受ける日などが前もってわかっていれば、同席して患者さんと一緒に医師の説明を聞いておくと、なおよいでしょう。

ここまでのプロセスはとても大切なところです。もしも、患者さんがA病院で診断を受け、その病院の情報で話しているのに対して、家族がB病院で別の情報を得てきて、お互いに議論をすると、いずれ破綻してしまいます。正しいか正しくないかは別として、まずは、患者さんと家族が同じ土俵に上がることが望ましいのです。

家族が何か疑問を感じたら、それも患者さんと共有し、いつも同じ列車の同じ車両に乗っていられればベストです。仕事や家庭の事情で、患者さんから直接話が聞けない場合は、他の家族を通して、最新の情報に更新していくようにするとよいでしょう。

このようにすると、がんという病気に対して、患者さんと家族の心の交流が始まります。

その上で、患者さんの言っていることがどうもおかしいというときや、病気や治療についての理解の仕方があやふやだったり、間違っていたりしたときは、なぜ間違ったのか、誰からの情報が原因なのかを確認しましょう。

患者さんが、病院の医療スタッフの情報に基づいて行動していることがわかったら、おおむねその内容に沿ってサポートします。どうしても疑問が湧いてきたときは、患者さんとともに、医療機関で担当医などに尋ねるとよいと思います。

患者さんが積極的な場合は、出しゃばらない

患者さんが積極的な姿勢で臨んでいる場合、家族は、診療に関して患者さんが正しい行動をとれるように支援に回り、患者さんが考えていることが適切かどうかを確認します。ただし、「同悲同苦」の原則のもとで、寄り添う姿勢は保ちましょう。

まず、患者さんの病気についての情報を整理し、不明な点については、信頼できる情報源から情報収集をします。家族が、あまり根拠が定かでないいい加減な情報をもとに患者さんと話をすることが一番の悲劇となります。

積極的な患者さんが自分の意見を持っていて、その意見に家族が疑問を持ったときには、患者さんがその考えをどこから得たのかを確認します。医療スタッフからの情報ならよいのですが、「近所の人との世間話」や、信頼度が不明な「雑誌」「単行本」「インターネット」などの、不確かな情報の場合は注意が必要です。そのような場合でも「そんなのダメよ」と頭から否定するのではなく、医療スタッフの力も借りながら修正していきましょう。

医療機関を訪れたときは、患者さん自身が行動、発言するようにします。家族が付き添う場合も、医師・医療スタッフと患者さんの会話をよく聞くことに集中し、どうしても疑問がある点だけ、質問、発言するとよいでしょう。患者さんをさえぎって、自分の意見を主張するようなことは避けなければなりません。

消極的な患者さんには、極力家族が付き添う

あまり積極的でない患者さんの場合には、できるだけ付き添い、医療スタッフの前に一人で立たせないようにして、医療スタッフの話を一緒に聞くようにするほうがよいでしょう。

この場合も、主役は患者さん本人です。医師・医療スタッフから病状や治療法、その他の説明をする場合は、原則として患者さん本人が対象となり、家族はあくまでもそのサポート役と考えます。これは、医療法、医療倫理、生命倫理学的に言って、外せない原則なのです。そのた

め、医療スタッフは基本的に、患者さん本人に話すという姿勢で臨むので、家族は必要以上に口を出さないという姿勢が望ましいといえます。

患者さん本人が高齢であったり、自分の病気や治療に関心がないなどの理由で、家族に交渉を委託した場合はこの限りではありませんが、現状ではそういうケースは少なくなっています。このような場合は、患者さんの依頼に応えて、家族が代弁することがあってもよいと思います。

患者さんのかわりに、家族だけで医師・医療スタッフと面談をする場合は、患者さん本人の意思を確認し、自宅に帰ってから、医療スタッフの説明を患者さんに正確に伝えることが大切です。患者さんが正しく認識しているか確認したうえで、インフォームド・コンセントなどの患者さんの選択が、本人の考えに沿ってなされたかを確認します。

家族が勝手に決めてはダメ！

治療に向けた第一歩の達成目標は、患者さんと家族、医療スタッフが状況を正しく理解し、治療法などの「悔いのない選択」（必ずしも標準的な治療法の選択とは限らない）をすることです。

程度の差はあっても、患者さん自身がその意思決定に参加し、「家族が勝手に決めない」という点が非常に大切です。治療法まで家族主導で選択してしまうと、もしもその治療法がうまくいかなかった場合や、強い副作用が出たときなどに、双方ともに「あのときに、こうしておけばよかった」と後悔することになりかねません。患者さん自身が納得して決めた治療法であることが、何より大切なポイントになります。

さらなる達成目標は、患者さんが「家族が心から自分のことを心配してくれる」と感じ取り、それを糧に「どのような結果になったとしても、悔いはない」という気持ちになることです。

一番よくないのは、患者さんの意見を聞かずに、家族が独断で治療の選択をしたり、何とか助けたいと思うあまり、エビデンス（科学的根拠）が明らかでない民間療法などを勧めてしまったりすることです。

Q&A こんなとき、家族はどう対処する？

Q 子どもに遠慮して、患者さんが相談しないときは？

A 遠慮せずに相談してほしいと伝え、携帯電話やメールも活用して「心の対話」を

患者さんと普段は疎遠になっている場合でも、病気になったときには家族の団結が欠かせません。

まず、病気がわかった時点で、患者さんには「遠慮せずに情報交換をしてほしい」と伝えておきましょう。

患者さんは、「子どもたちや家族に迷惑をかけたくない」と思ってのことかもしれませんが、実際は、情報交換が遅れたため、家族が大変な思

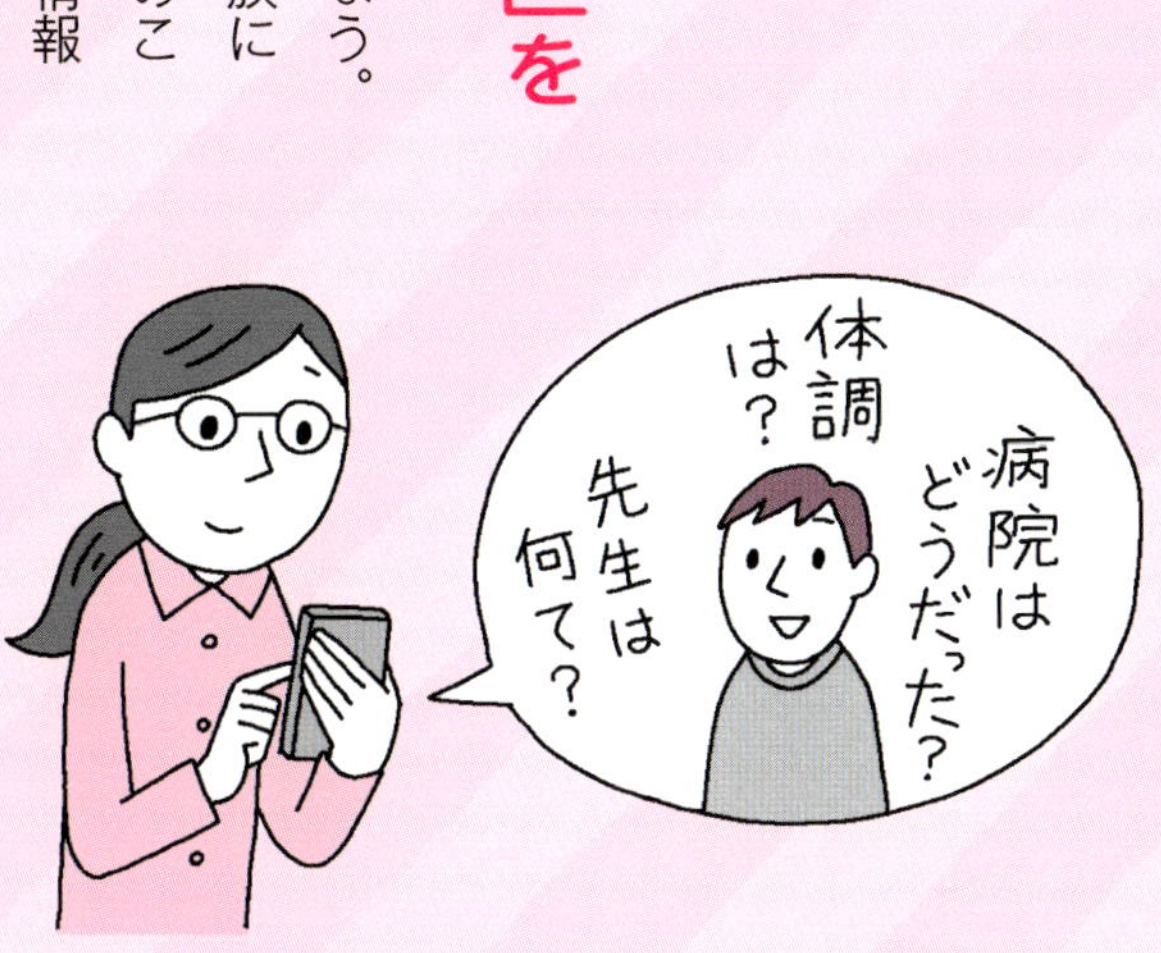

いをすることもありますから、「できるだけ包み隠さず教えてね」と宣言しておくことが大切です。

昔は、離れて暮らす家族との連絡方法は電話か手紙だけだったので、お互いの意思疎通が難しかったものですが、今では携帯メールやスマートフォンでのやりとりが大変役立ちます。携帯メールで連絡を取り合い、「今日の病院、どうだった?」とか「先生はなんと言っていたの?」などと積極的に患者さんに働きかけて、診療の状況を教えてもらいましょう。今では、家族間の心の対話が、携帯メールのおかげで大変容易になっていると思います。

Q 落ち込んで、悲観的なことを言う場合、どう対応すればよい?

A 理由が推測できたら、受け止めて共感し、明るい可能性を応援する

患者さんが落ち込んでいるときや、悲観的なことを言うときに、どのように対応したらよいか、家族が悩むことも多いのではないでしょうか。

前項で述べたように、患者さんと家族が病気や治療についての情報を共有していれば、患者さんが落ち込んでいる理由をある程度推測できると思います。たとえば、医師から、「再発の可能性があるかもしれない」とか、「抗がん剤を長期間続けなければいけない」と言われた場合など、よくない知らせを受けたことを家族が知っていれば、「このことが原因だろう」と考えることができます。

でも、医療情報を共有できていないと、推測することができません。

医療情報を共有しているにもかかわらず、落ち込む原因がまったくわからない場合は、うつ状態などを考えなければなりません。

落ち込む理由がある程度想定でき

るときには、医師の言葉を誤解していないか、医師から聞いた言葉を正確に話してもらい、確認しましょう。たとえば、医師から「手術後の5年生存率は50％」と言われ、「自分は5年しか生きられない」と勘違いしているケースがよくあります。この言葉は、手術後、5年たった時点で、半数は命を落とすが、半数は元気で、治癒すると推測できるという意味です（86ページ参照）。患者さんは、治療結果が確率で表されるという状況に慣れておらず「5年生存」という言葉だけが頭に残って、こうした誤解をしてしまうようです。

患者さんが落ち込む理由に共感できるときは、患者さんの思いをじっくりと聞き、受け止めましょう。中途半端な慰めはかえって患者さんの心を傷つけることがあります。でも、明るい可能性については、「一緒に探っていこうね」と、希望に向かう気持ちを表現することで、患者さんの生きる希望を呼び起こすきっかけになるでしょう。

たとえ、担当医から「もう積極的な治療は難しいので、緩和ケアに移行しましょう」とか「余命は○カ月くらいだと思います」と言われていたときでも、「緩和ケアを受けながら長い間がんと共存している人もいるんですって」「それは一般的な場合の話で、誰も本当の余命はわからないんだって」とフォローするのはよいと思います。実際に、医師の予想を超えて、長期にわたってがんと共存している方もいます。

かなり厳しい状態で落ち込んでいたとしても、患者さんは「希望」を求めています。家族は、患者さんの気持ちを汲み取り、「希望」を打ち消すようなことを言わないように配慮しましょう。「希望」が持てれば、患者さんはまた意欲を取り戻します。その日その日にできることに精いっぱい取り組み、1日1日を大事に過ごしていけるように、患者さんのそのときどきの願いをかなえながら、寄り添っていければ理想的です。

患者さんが困ったとき、不安なとき、落ち込んだときに一番大切なことは、「心通う対話」です。対話が進めば、対処法も見つけられますし、患者さんも気が楽になります。

Q なぜか、イライラ怒りっぽくて、家族に当たり散らすのですが？

A 患者さんの「三つの時計」を知っていら立たせないように先手を打つ

「速く進む体感時計」がいらつきの原因

患者さんが怒りっぽくなっている場合、いくつかの理由が考えられます。患者さんのもともとの怒りっぽい性格が、病気になったことでより顕著に出ていることがあります。また、病状によっても、別人のように怒りっぽくなることがあります。

一般に、患者さんは「三つの時計」を持っているようです。

三つの時計とは、**①標準の時計、②早く進む時計、③ゆっくり時を刻む時計**です。

治療が終わって退院を待っているときは、「遅い時計」でゆっくりと時が流れ、がんの末期で余命を告げられているときは、「早く進む時計」でまたたく間に時が過ぎていく、ということです。「体感温度」ならぬ「体感時計」「体感時間」ともいえるかもしれません。病状によって時間の流れ方が違って感じられるため、普段からせっかちな人も、のんびりしている人も、病気のときには別人のようになることがあるのです。

そのため、早く進む時計で時を刻んでいる患者さんは、頼みごとがすぐに実行されないと我慢できなくなってイライラしたり、怒りっぽくなったりすることがあります。入院中の患者さんに対応している医療スタッフは、このようなことをよく経験しています。病気療養中の患者さんに頼まれたことは、できるだけすぐに実行するほうがよいでしょう。

「心配なことがあるの？」と声かけを

このほか、イライラしている原因が、なんとも言えない不安であるこ

患者さんには「三つの時計」がある

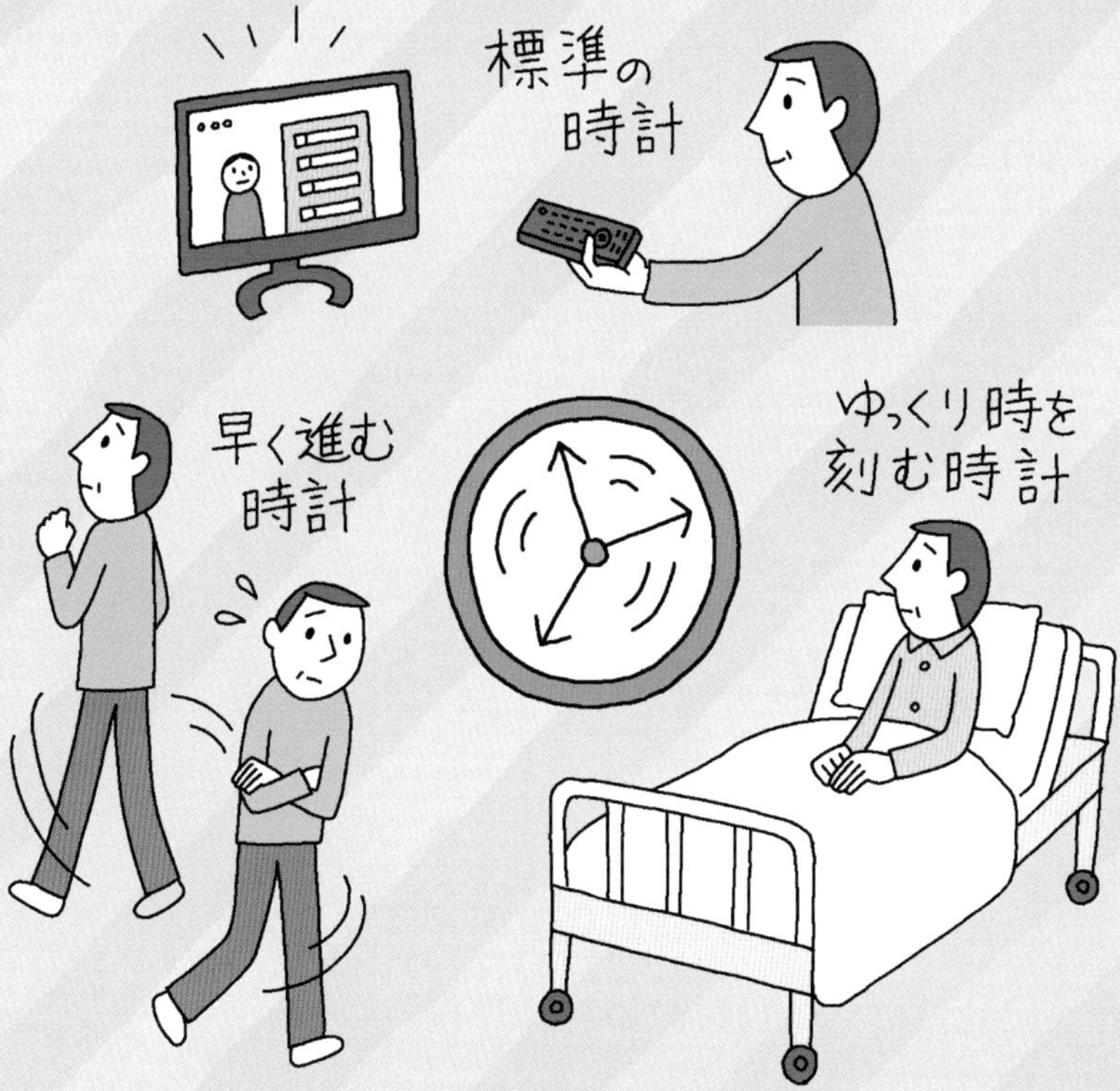

ともあります。患者さんは、不安の原因（再発や死への不安、治療への不安など）に直接対処できないので、別の理由を見つけて家族に八つ当たりすることがあります。病状や治療についての情報が共有できていれば、家族も「たぶん、不安から八つ当たりしたくなるのだろう」と推しはかることができますし、その気持ちを受け止めつつ、上手に受け流せるのですが、その理由がわからないと、喧嘩になってしまうことがあります。

患者さんがイラついているときや、怒りっぽくなっているとき、そのほか、患者さんの様子がおかしいときに、家族は、何度もいろいろな場面で「何か心配なことがあるの？」と問いかけてみるのがよいでしょう。

Q 退院後、体調が悪く、再発の心配ばかりしています

A 退院後の病状の悪化は一時的。「三三七拍子」で乗り切ろう

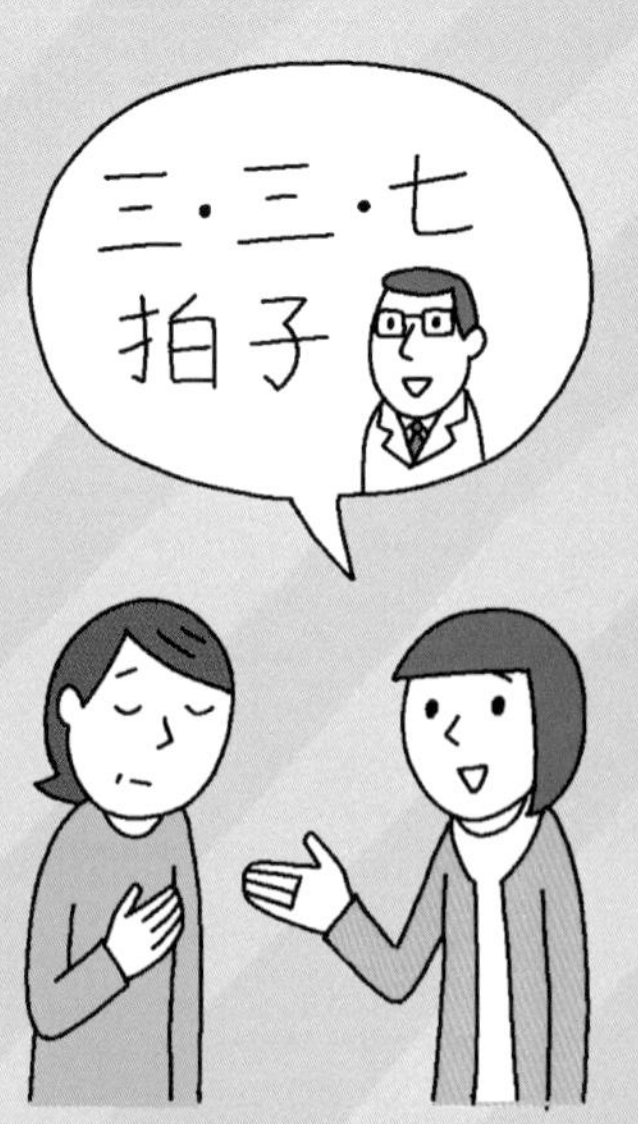

　患者さんが不安になる原因としてしばしば見られるのが、「退院後、病状の変化が自分の予測と異なり、具合が悪くなったように感じるが、担当医は問題ないと言っている」というようなケースです。「医師が嘘を言っているのではないか？」「再発してしまったのではないか？」などと疑心暗鬼になり、不安が増してきます。このような場合も、患者さんが怒りっぽくなったり、悲嘆にくれて家族に当たったりしがちです。

　手術後や退院後にこのような（実際は根拠のない）不安を抱く患者さんも多いので、私は前もって「三三七拍子ですよ」と伝えるようにしています。治療後3カ月は、手術の影響でかえって体調が悪化しているように感じ、3カ月で横ばい、次の7カ月で薄皮をはぐように改善していくという意味です。

　ここで言う期間は、治療の内容でも患者さんの回復力でも個人差が大きいので、あくまでも目安です。

　退院後、自宅に戻ってから、最初の3カ月では体調は元に戻らず、逆に元気なころとくらべるとかえって体調が悪化しているように思います。体重は、手術の影響が加わり退院時より減少することが多いようです。すると、再発ではないかと心配になり、老夫婦が夜も眠らずに泣き明かすといった話をよく聞きます。普通、

手術後、1年以内の再発は多くはないので、このような治療後の見通しが正確に伝えられていると、たとえ後遺症に悩んだとしても不安は少なくなります。

家族は「1年間は、再発の心配はあまりないんですって」と患者さんに伝えてあげてください。ただ、術後肺炎などの合併症は重症化すると致命傷になりかねないので、高熱が続くようなときは、医療機関に連絡し、早めに対応しましょう。

診断から5年以上無事に経過しているのに再発の心配をしている患者さんも意外に多いのですが、通常、5年（乳がんや前立腺がんなどの場合は10年）目以降の再発はごく少なく、ほぼ治癒したとみなされます。

Q 患者さんが泣いているときは、どう慰めればよい？

A 一緒に泣いて、お互いにつらさを分かち合う

患者さんが涙を流すこともあるでしょう。でも、感情の嵐を静め、冷静さを取り戻すためには、泣くという行為も有効です。心にたまったものを洗い流すと、気分がすっきりすることもあります。

情報共有ができていれば、患者さんがなぜ泣いているかは、容易に想像できると思います。家族は、患者さんの心の痛みを汲み取りながら、そっと肩に手を置いてみましょう。

医療スタッフにはなかなかできないことですが、家族であれば「つらいね、何もしてあげられなくてごめんね」と言って一緒に泣いてもいいのです。一緒に涙を流すことで、今置かれているどうしようもないつらさを家族も共有している、ということは患者さんに伝わると思います。

男性は、人前で泣くことが苦手ですが、女性の場合は、一緒に涙を流した相手が強い味方になるはずです。

Q 具合が悪そうなのに病院に行かないときは？

A つらそうなら、家族が医療機関に連絡し、指示を仰ぐ

高齢の患者さんの多くは、体調が悪くても、「次の予約日はいつだから」というたてまえにこだわることがあります。身体がつらいので医療機関に行くべきだと思うが、その勇気が出せないこともあります。

素人が見て、明らかな異常がある場合（発熱、嘔吐など）は、放置すると病状が悪化してしまうことを伝えて、なぜ、病院に行きたくないのかを確認しましょう。

担当医や医療スタッフは、副作用として想定される発熱や嘔吐などについて、軽い場合は飲み薬などで対応し、重い場合には、病院の医療スタッフに電話をするといった対処法を指導しているはずですので、それに沿って行動します。抗がん剤など、薬物療法については、個々の副作用についてレベルが定められており、医療スタッフは、患者さんの症状に応じてレベルを判断し、必要な指示をするはずです。

そのほか、医療スタッフから知らされていない病状の変化があり、病状が重そうなときは必ず医療スタッフに連絡します。

その手順は——

①病状悪化の場合の家族の判断は正しいことが多いので、患者の了解を得たうえで、医療機関に連絡して指示を仰ぎましょう。

②指示に応じて、必要な処置をする、自宅待機をする、一般の方法で外来診療を受ける、救急車を要請するなどの対処法を考えましょう。本人がつらい場合は、家族が積極的に行動することをお勧めします。つらさをやわらげる努力はあとで患者さん本人から恨まれることはありません。

Q 再発したとき、どう慰めたらよい？

A どう伝えられたのか確認し、一緒に希望を探る

できれば家族も同席して、医師の説明を聞く

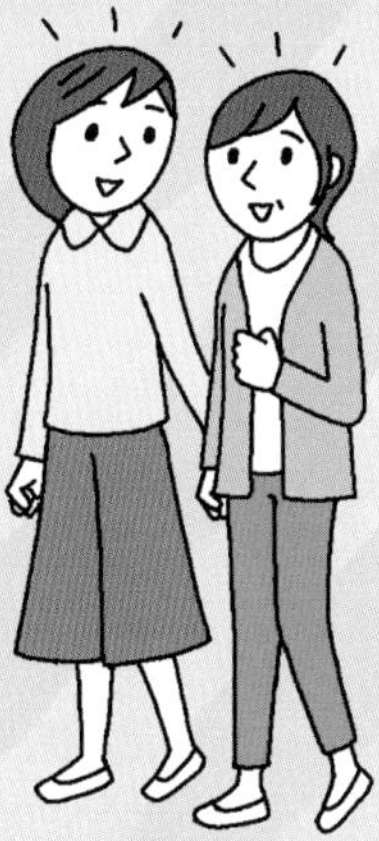

「がんを治す」ために治療を受けてきたのに、恐れていた再発を知らされた患者さんは、絶望的な気持ちになっていることでしょう。

担当医から再発の告知があり得る場合は、家族も同席することが望ましいと思います。それがかなわなかった場合は、医療スタッフが患者さんに、再発のことをどのように伝えたか、また、患者さんがそれをどう理解しているかを、正確に把握しなければなりません。

再発後は、がんの進行もケース・バイ・ケースで、長期に共存できる場合も、ほどなく悪化する場合もあります。一般に再発後は、がんの完治を目指すことは難しくなり、抗がん剤などの薬物療法や放射線治療等でがんの成長を抑えたり、症状を緩和したりする治療が中心になります。

近年では、薬物治療の進歩によって、薬の種類を変えながら、長期に共存を果たせるケースも増えてきています。また、がんの種類や条件によっては、手術が可能なケースもあります。たとえば、大腸がんが肺や肝臓に転移した場合、条件がそろっていれば手術で転移したがんの病巣を切除することがあり、取り切ることができれば、長期生存を期待することができます。このほか、新薬の臨床試験や延命を望める治療法がな

いか、セカンドオピニオンを求めることも可能です。

再発に対して、抗がん剤などで積極的に治療する場合には、インフォームド・コンセントが実施されるので、家族としてその場に同席することをお勧めします。そこで、予後（今後の見通し）がある程度伝えられるはずです。

ただ、医師は、病気の種類や、再発の状況、平均的な余命は伝えることができますが、その患者さん自身の余命を正しく伝えることはできません。それは平均よりも長いこともあれば、短いこともあります。

患者さんと密にコンタクトを取り、「がん難民」にならないように注意！

再発が発見されたとき、身体の苦痛はそれほど強くないことが多いのですが、その後の共存治療（延命治療）に伴う副作用などの苦痛のほうが負担になることがあります。身体的にも、精神的にも、症状緩和、終末期緩和ケアなど長くつらい時期を過ごすことを考えて、患者さんと対話するようにしなければなりません。

その患者さんがどのような経過をたどるか、正確にはわからないので、患者さんも家族も、お互いに不安でしょうが、その段階で話せることを中心に対話していくのがよいでしょう。

再発を知らされた患者さんの気持ちは落ち込み、医療スタッフへの信頼感は減少し、死を意識するようになりますから、その点に特に注意が必要です。

この時期の患者さんで、比較的物事に積極的な方が「がん難民」になりやすいようです。たとえば、積極的治療から緩和ケアに移行することを勧められた場合など、「病院から見放された」と感じてしまい、何か有効な治療法はないかと民間療法に走ったり、あちこちの医療機関をさまよい歩くことがあります。結局、どの病院でも同じ診断になるので、病院との関係が切れてしまい、医療スタッフの支援が受けられなくなってしまうのです。そのような悲劇を防ぐためには、医療スタッフとの関係を密にする必要があります。かかりつけ医がいれば、その手も借りるとよいでしょう。

Q 患者さんにうつやせん妄などの精神的な異常を感じたときは？

A 突然起こった異常なら、すぐに医療機関に連絡する

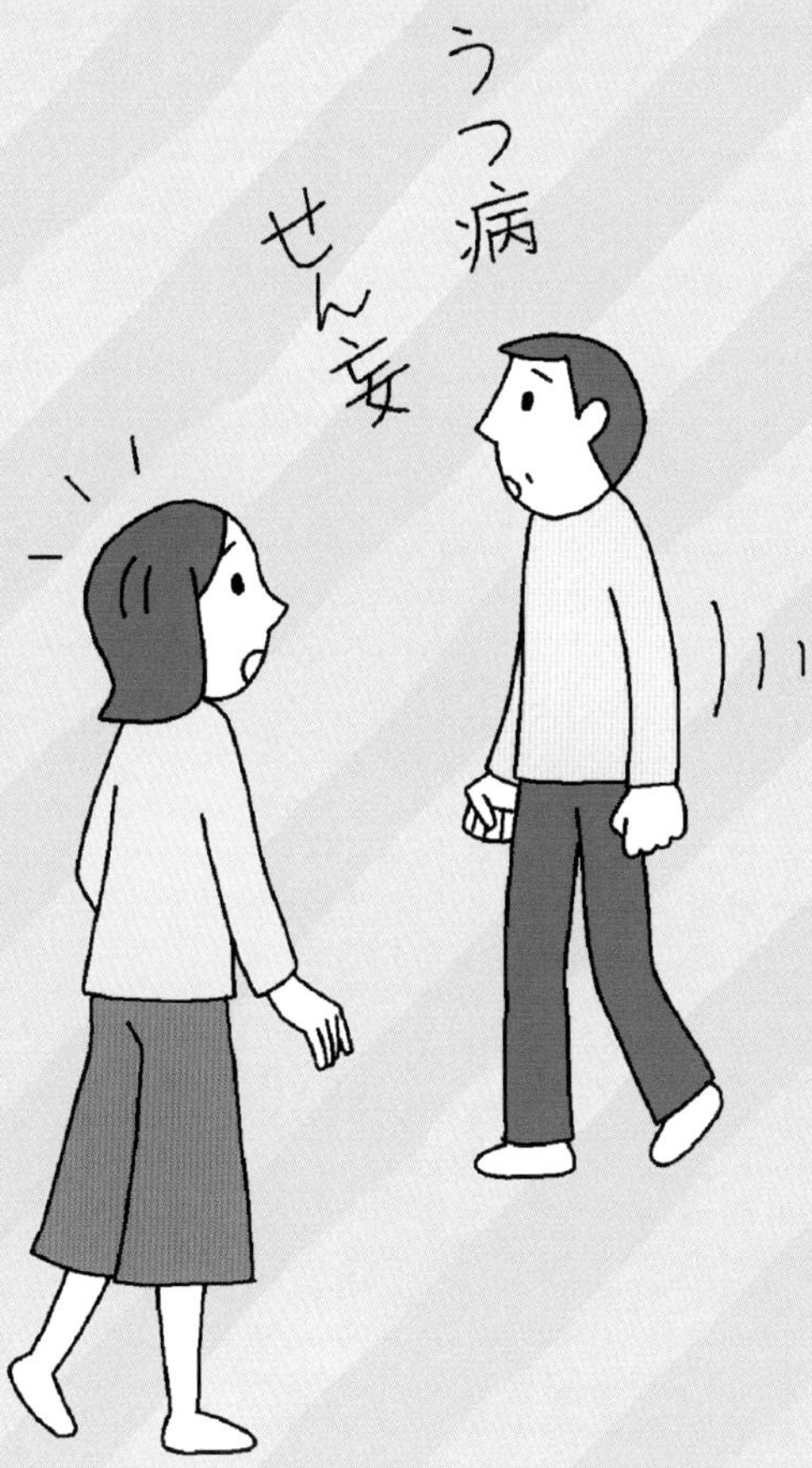

がんの進行に伴う脳転移や高カルシウム血症などの電解質異常がもとで精神症状が出現することがあります。

それ以外に、病気によるうつ状態、抗がん剤などによる異常、手術治療後や、痛み止め、睡眠薬によるせん妄《もう》（軽度の意識障害）状態になる患者さんなどが存在します。

また、高齢の患者さんでは、意識障害が生じやすいといえます。

家族が見て、突然起こった急性の変化であれば、速やかに医療機関に連絡し、指示を仰ぎましょう。

ゆっくりとした変化なら、適切な時期に医療機関と相談すればよいでしょう。

Q 自分の亡きあとのことで悩んでいる様子です。どう接したらよいでしょう？

A 将来のことを一緒に考え、「希望」につながる話で終える

患者さんが自分の状態を自覚し、受け入れているのに、それが苦悩につながっている場合は、「自分に何かあったときに、家族はどうやって生活していくのだろう」「もう長くはないようだが、商売の整理はどうするか」といった家族への心配など、医療を超えた問題が落ち込みの原因であることが多いようです。

このような場合は、医療を離れて、家族間での相談が必要となることもあります。家族はつい、「何を言ってるの。自分の病気を治すことが先決でしょ」などと、はぐらかしたりしがちですが、「そう言うなら、しっかり考えてみよう」という態度で接することが望ましいと思います。

患者さんの心を宙ぶらりんにするより、「やるべきこと」「やりたいこと」「やれること」をきちんと話してもらって、聞き止めておくほうが、患者さんの心が休まることが多いようです。患者さんが「最期」について話し始めたときは、ある程度覚悟していると考えられるので、話をそらさずに真摯《しんし》に対応しましょう。

その場合でも大事なのは「（患者さんが考えているような）悪い結果になるかどうかは、家族にはわからない」ということを前提にします。

実際のところ、余命〇カ月、と宣告された患者さんが、その後も長期に生存する例はいくらでもあります。

患者さんが、「最期」の話を始めたときに、家族もあっさり認めたので、自分の悪い考えは本当なのだろう、と変に信じてしまうことがありますから、話を聞いたあとはいつも「希望」を持って終わるようにしてください。

Q 患者さんと家族が、ギクシャクせずに心を一つにするには？

A 患者さんの心を受け入れること＝「愛」が大切

がんと向き合う患者さんが落ち込んだり、悩んだりしているときの共通の解決法をまとめてみましょう。

以下の5項目は、患者さんと家族がギクシャクせずに、うまく歩調を合わせるためにも必要なポイントです。

①情報共有

②心通う対話

③患者さんにとって、家族が自分を受け入れてくれているという感情

④患者さんの役割と居場所があるという感覚

⑤家族の「同悲同苦」という気持ち

家族としては、病気で悩んでいる患者さんを受け入れるという気持ちが大切です。「愛」という字は、「心」を「受け入れる」と書きます。どんな変な考えでも、家族であればそれを自分の心にいったん受け止めて、もし、誤っているなら、徐々に修正していけばよいのです。間違っていても、受け止めたうえで「なぜそう考えるのだろう」と分析できるようになれば心通う対話につながります。

こうして、患者さんの心を受け入れることができれば、患者さんの悲しみを同じうし、苦しみを自分で感じられるようになります。同悲同苦の心です。家族のそういう気持ちを患者さんが感じとることができれば、信頼関係はおのずと深まります。す

「家族との関係」がサポートの要となる

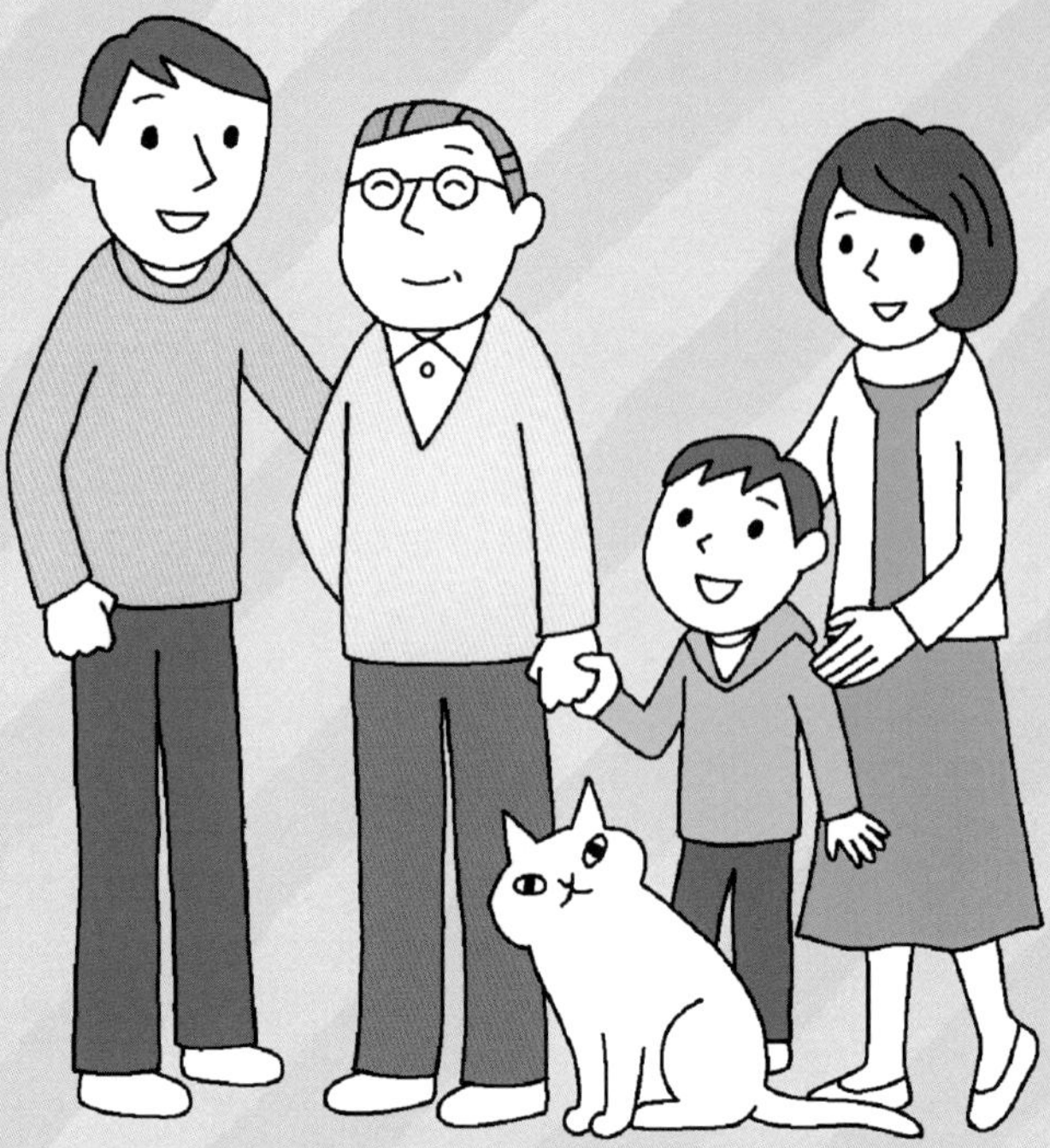

ると、対話も進んで意思疎通がしやすくなり、お互いの関係がプラスのサイクルで回り始めます。
ただ、治療後の患者さんが、まだ、いつもの自分ではないと思っているとき、家族が、すでに治ったものとして振る舞うことには注意が必要です。患者さんは外見的に元気になっていても、心は回復していないことがよくあります。がんの患者さんの治療後は、「弱者＝身体と心が傷ついている人」です。患者さん自身がよくなったと自覚したときに初めて弱者でなくなるのです。それまでは、思いやりの気持ちを忘れないようにしていただきたいと思います。

第3章

がんの診療プロセス

●がん診療のプロセス

がんの診療は、医師の「告知」や「説明」とともに進む

患者さんと家族が共にがんに向き合うとき、おおまかながんの診療プロセス（診断、治療などの流れ）を知っておくと、医師の説明も理解しやすくなります。

医師によって異なる説明のタイミング

がん治療のすべてのプロセスを示したものが、14、15ページの図です。上段から「診療の流れ」、「医師（または医療スタッフ）からの説明」、「患者の気持ち」を示しました。

医師の説明は、医療における作法のようなもので、診療の節目節目で「告知」や「説明」という形で行われます。

時には、患者さんに治療法の説明をしたうえで、「同意」や「選択」を求める「インフォームド・コンセント（説明と同意）」という形をとることもあります。

「インフォームド・コンセント」は、医師の説明義務の一つで、患者さんや家族が求めなくても、必ず、重要なタイミングで医師が行います。医師が病状と診断、治療方針を説明し、その内容に対して、患者さんが同意を与えるという意味で「説明と同意」と訳されています。時には、治療方針にいくつかの選択肢があり、

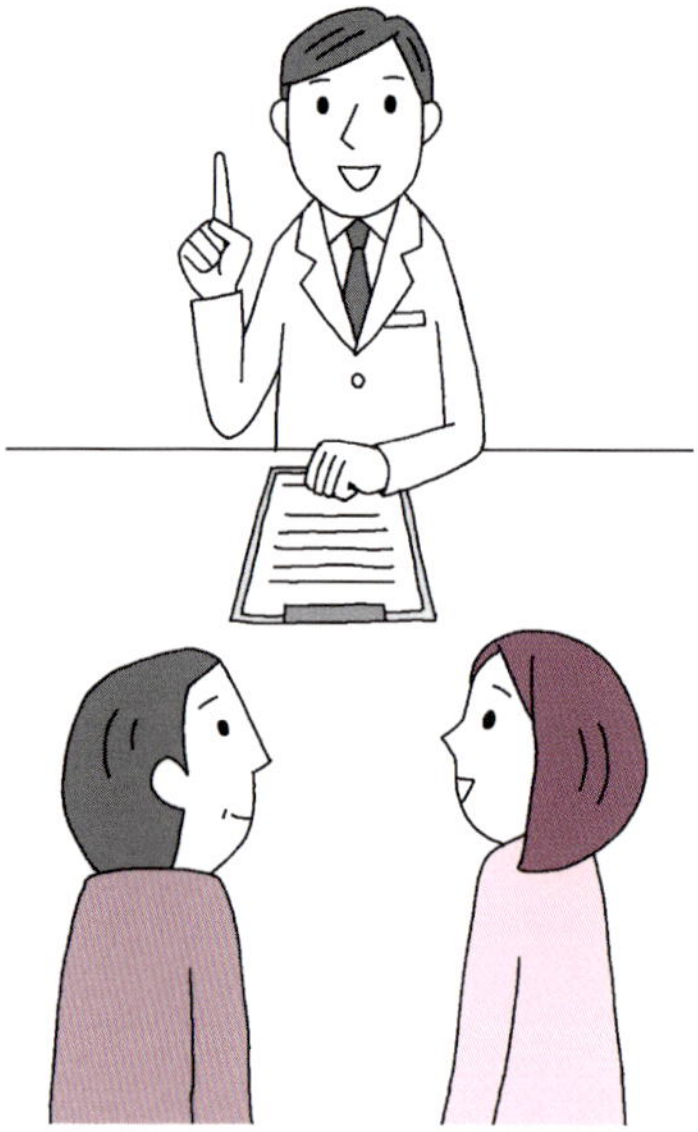

患者さんはそのうちの一つを選択することを求められることもあります。インフォームド・コンセントは、診断や治療の進み具合に応じて、何度かに分けて行われます（123ページ参照）。

医師は、必ずしもインフォームド・コンセントと宣言しないかもしれませんが、病状と治療方針について説明し、同意を求めたら、それがインフォームド・コンセントだと考えましょう。

1 がんの疑い・精密検査

14、15ページの図に沿って、診療の流れを見ていきましょう。

がんが発見されるのは、「がん検診で疑われた場合」や、「ほかの病気の診療中に行った検査などで異常が指摘された場合」、そして、「患者さん自身ががんの症状ではないかと感じて医師を受診した場合」などがきっかけになります。このようなときには、病院で詳しい検査を受けますが、最終的にがんと診断される可能性は、十人から数十人にひとり程度です。がん検診の結果、発見されるものはがん全体の2〜3割で、その他が7〜8割です（94ページ参照）。

2 がんの診断・告知

がんの診断をするときには、まず、患者さんの症状を聞き、画像検査などの必要な検査を行います。がんが否定できない場合には、病変から小さな組織片を採取して、顕微鏡でがん細胞の有無を観察する「病理検査」で、最終的な判断をします。血液がんでは、血液検査や骨髄検査が行われます。

がんと確定すると、患者さんへの告知を行います。逆に、がんの可能性が低い場合には、月あるいは年単位で、定期的に同じ検査を繰り返し、がんでないことを確認していきます。

3 がんの治療、インフォームド・コンセント

がんの診断が確定すると、「手術療法」「放射線治療」「抗がん剤、分子標的薬、免疫治療薬、ホルモン剤などの薬物療法」を三本柱として、治癒を目指す治療が検討されます。近年の治療技術の進歩に伴い、早期がんも含めて手術前、手術後に薬物療法や放射線治療を実施し、がんを縮小させ手術効果を高めたり、手術後残存しているがん細胞を消滅させ治癒《ちゆ》率を高めるための術前・術後補助療法が実施されることが多くなりました。

「医師が治療方針を説明し、患者さんがそれを理解して、その治療を行うことに同意を与える」ことは、がん診療のプロセスのなかで最も重要なインフォームド・コンセントです。

患者さんや家族は、医師の説明に出てくる重要な三つのポイント＝「がんの種類」、「進み具合を表す病期（ステージ）」、その治療を実践した場合の治癒率あるいは延命効果についての「見通し（予後）」を知っておきましょう。

「がんの種類」　たとえば「肺が

がん治療の三本柱

手術療法（局所）

がんを切除することにより治癒をめざす局所の治療法。がんが発生部位にとどまり、完治が望める場合に行われる。近年では内視鏡手術や腹腔鏡・胸腔鏡手術が普及し、あらたにロボット支援手術なども登場し、患者さんの体への負担が少ない低侵襲性手術として注目されている。

- 手術
- 内視鏡手術
- 腹腔鏡手術 胸腔鏡手術
- ロボット支援手術

放射線治療（局所）

高エネルギーを放つ電磁波（エックス線など）や、高速で飛ぶ粒子線（陽子線、重粒子線など）を用いてがん細胞を攻撃する局所の治療法。近年では、強力な電磁波による治療をはじめ、粒子線治療や、病変に放射性物質を埋め込む密封小線源治療などさまざまな治療技術により、ピンポイントでがん細胞を狙い撃ちする治療法が進歩している。

- 放射線（エックス線、ガンマ線）
- 粒子線（陽子線、重粒子線、中性子線）
- 小線源

薬物療法（全身）

経口薬、注射薬、点滴薬などの薬剤を用いる全身療法。手術の前や後に抗がん剤を投与する術前・術後補助療法やホルモン療法をはじめ、近年とみに進歩している分子標的薬、血管新生阻害薬、免疫治療薬など、薬剤の種類も治療法も多岐にわたる。

- 抗がん剤
- ホルモン剤
- 分子標的薬
- 免疫治療薬

がんの進み具合、がんの種類などによって、治療が異なります。
さまざまな治療法を組み合わせる場合もあります。

ん」であれば、さらに細かい種類があって、「扁平上皮《へんぺいじょうひ》がん」「腺がん」「小細胞がん」「大細胞がん」などに分かれます。この一つひとつによって治療方針が大きく異なります。また、がんの種類によっては、このような細かい分類がないものもあります。

「病期（ステージ）」 治療開始前のがんの進み具合を表します。1期から4期に分けることが多いのですが、がんの種類によっては0期を置くこともあります。また、ステージごとにさらに、a、b、cなどに細かく分かれることもあります。

「病期」の決め方（ステージ分類）がんの種類によって異なります。固形がんでは多くの場合、「TNM分類」といって、がんの大きさや深さ＝T（腫瘍という意味のtumorの頭文字）、がんのそばのリンパ節への転移＝N（リンパ節という意味のlymph nodeのN）、がんから遠く離れた臓器への転移＝M（転移を表すmetastasisの頭文字のM）という3要素を組み合わせて決めています。

病期に応じた標準治療

たとえば、患者さんのがんが、「大きさは少し大きくて、リンパ節転移が少しあって、遠くの臓器への転移がない」という場合は、それぞれのがんの進み具合の診断基準に基づき、たとえば「T2N1M0」と判定されます。この組み合わせは何十種類もありますが、次に、がんの種類ごとに、進み具合をもとに定められている「病期（ステージ）分類」に基づいて、「T2N1M0」が0〜4期のどれに属するかを決定します。そして、病期（ステージ）に応じて、これまでの研究成果から導き出されたステージ別の「標準治療」が患者さんに推奨されます。

「病理学的病期」で追加治療を考慮する

手術前に画像診断や生検に基づいて決定する「病期」は正確には「臨床病期」と呼ばれています。

一方、手術で病変が切除され、その病理学的検査が可能な場合には、「病理学的病期」が決定され

主要ながんの５年生存率（最新版）

がん診療連携拠点病院等277施設（院内がん登録）で、2009−2010年の２年間にがんと診断され、初回治療を受けた約57万例の相対生存率=がん以外の死因によって死亡する確率を補正（2019年８月　国立がん研究センター発表）。単位=%

部位	ステージⅠ	ステージⅡ	ステージⅢ	ステージⅣ	全体
前立腺がん	100･0	100.0	100.0	62.2	98.6
胃がん	94.6	68.5	45.1	9.0	71.6
大腸がん	95.4	88.1	76.5	18.7	72.9
食道がん	80.9	50.2	24.9	12.0	44.4
肝臓がん	60.4	42.8	14.5	3.5	40.0
膵臓がん	43.3	19.3	5.7	1.7	9.6
肺がん（気管含む）	81.2	46.3	22.3	5.1	40.6
乳がん（女）	99.8	95.9	79.9	37.2	92.5
子宮体（内膜）がん	96.8	89.9	74.0	21.3	82.1
子宮頸がん	95.3	78.7	61.4	25.2	75.3
膀胱がん	88.1	61.9	45.2	19.1	69.5

●全がんの５年実測生存率は58.6%、相対生存率は66.1%。
●がんの種類によって5年生存率が異なる。発見しにくいがん、転移しやすいがんなど、治療の難しいがんもある。
●早期に発見して治療するほど生存率が高いが、他臓器に転移がみられるステージⅣの段階でも、５年以上の生存は夢ではない。

ます。

後者は、がんの切除組織を肉眼あるいは顕微鏡で調べるため、より正確な病期がわかります。そこで、「手術後の追加治療（術後の補助療法）」や「治療後の見通し（予後）」の説明は「病理学的病期」に基づいて行われることが多いといえます。

「治療後の見通し（予後）」は、がんの種類別に算出した平均値

「がんの種類」や「病期」は、患者さん一人ひとりについてのほぼ正確な情報ですが、「治療後の見通し（予後）」は、それぞれの患者さんに特化したものではなく、がんの種類別の推計データに基づく医師の予測です。そのため、

「同じ病状の患者さんにこの治療を行うと、7割の患者さんは治りますが、残る3割の方は完治が難しくなります。ただし、患者さん本人が治るか治らないかは判断できません」という説明になります。

「治癒の見通し」は「5年生存率」で説明される

手術などの治癒を目指す治療が行われた場合、「今後の見通し（予後）」を予測するときの医学的な指標として、がん診断後、5年以上生存する患者さんの割合を示す「5年生存率」が用いられます。これは、あるがんに一定の治療を実施した場合、5年以上生存する確率はどの程度かという、過去のデータを用いて算出された統計的な割合です（85ページの表参照）。

なぜ5年が目安になるのかというと、悪性度が比較的高いがんに、治癒を目指す治療を行った場合、治療後1～3年ほどで再発するケースが多く、5年を過ぎるとほとんど再発が見られなくなるためです。そのため、5年たっても検査で再発や転移の兆候がなければ、百パーセント確実ではないものの、おおむね治癒したと判断するのが妥当です。医師が、「5年たっても再発がなければ完治したと考えられます」というのは、このデータに基づいています。

なお、比較的悪性度が低い乳がんや前立腺がんでは、5年以上経過して初めて再発が見つかることが時にあるので、治癒の指標には「10年生存率」が用いられることもあります。

手術を行った場合は、術後に行う「病理学的病期」のデータを用いて、より精度の高い「予後」を伝えることができます。ただし、病理検査には月単位の期間が必要となるため、多くの場合、退院後の外来受診時に患者さんに伝えることになります。

治療の基本は「標準治療」

がんの治療方針は、がんの種類によって大きく異なります。また、同じがんでもその進み具合や、患者さんの年齢、身体状況によってさまざまな手法がとられます。

70歳代前半までの比較的若い年

齢層を対象として実施された試験的治療（臨床試験）の結果、その時点で最善と思われる治療法が「標準治療」です。

医師は、原則として標準治療を推奨しますが、その効果が認められなくなった場合や、がんの進み具合、年齢、身体状況によって標準治療が実施できない場合には、医師の経験に基づいて標準治療以外の治療方針を考えなければなりません。

「抗がん治療」と「支持療法」「緩和ケア」

抗がん治療は、手術・薬物療法・放射線治療など、がんを攻撃・除去することを目的とした治療の総称です。一方、がんに伴う症状をやわらげたり、抗がん治療に伴う副作用・後遺症・合併症を軽減する治療は「支持療法」と呼ばれています。患者さんの心のケアや、がんの病状悪化に伴う全身的な苦痛をやわらげるためには「緩和ケア」が行われます。死を迎える段階で実施される緩和ケアはホスピスケアとほぼ同義です。

4 「経過観察」で再発をチェック

手術などの「抗がん治療」が終了し、がんの病変を取り除くことができれば、退院し、治療後の回復をはかり、治療効果を見定める「経過観察（フォロー・アップ）」に入ります。通常は5年間（乳がん等では10年間）、定期的に診察や検査をしながら治療後の経過を診ていきます。

がんがほかの病気と異なる点は、この経過観察という時期が存在することです。早期がんなどでは、9割以上という高い確率で治癒するので、再発に神経質にならなくてもよいのですが、治療時に病状が進んでいて、治癒の可能性が数割といった状況では、医師も常に再発を心配し、定期的に検査などでチェックしながら経過観察を行うことになります。

多くの患者さんは、治療中よりもこの経過観察時の不安のほうが苦痛であると訴えます。家族は、治療を終えた患者さんは、元通り元気になったと考えて、以前と同じ健康人として接することが多いのですが、患者さんは体力の低下を感じており、まだがんが完治したとは思っていないため、患者さんと家族の認識の違いがトラブルにつながることもあります（2章参照）。

この経過観察期間中に再発がなく、5年（がんによっては10年）以上経過すれば、ほぼ完治と考えられ、がん治療は終了します。

5 再発時の主役は「抗がん剤を中心とした薬物療法」

経過観察中に再発しても、一部のがんでは次の治療を行うことで、もう一度、治癒を目指すルートに乗せることができます。しかし、そのような例はあまり多くはありません。

多くの場合は、再発したら治癒を目指すのではなく、できるだけがんと共存し、よい状態を長く続けることを目指す「共存治療（延命治療）」に移ります（139ページ参照）。

「共存治療」は、「延命治療」とも呼ばれますが、最近のがん薬物療法の進歩によって、より長期に、苦痛も少なく、元気で暮らす患者さんが増えているため、本書ではこの名称を使いました。ただし、薬物療法では、たとえ、非常に効果が高かったとしても、がん細胞を根絶やしにできることはほとんどなく、したがって、患者さんとがんが共存しているという言い方をします。

再発後には、見つかった再発病変とともに、画像診断で見つけることができない病変も含めてがんが全身に広がっていると考えられます。そのため、共存治療では、手術や放射線治療といった局所治療（身体の1カ所に対する治療）ではなく、全身に作用する抗がん剤や分子標的薬、免疫治療薬等によるがん薬物療法が主要な治療となります。この段階ではがんを治癒させることは困難なので、がんの増大を防ぎ、できる限り、元気に暮らす時間を長くする「延命」が目標となります。

手術後の補助療法などや白血病などの血液系悪性腫瘍に対して「治癒」を目的に行われるがん薬物療法では、「何回（何コース）で終了」という目標があり、一定期間の治療後に効果が十分であればそこで治療を終了します。

これに対して、再発時のがん薬物療法の進め方は、まず、最も延命効果を発揮する薬剤の組み合わせで標準治療を行い、がんの悪化が見られたら、第一の標準治療とは別の組み合わせに変更する、という形で進みます。あとに行けば行くほど、効果は弱くなりますが、患者さんが希望する限り、原則として治療効果が認められ副作用が許容できる間は継続し、効果が認められなくなった時点で終了します。

転移がんには、元のがんに効く薬剤を使う

たとえば、大腸がんが肝臓に転移した場合、肝臓に病変が出現するため、一般の人々は、肝臓がんの治療を受けると誤解しがちです。同様に、大腸がんの肺への転移についても、肺がんの治療を行うと誤解します。

ところが、肺や肝臓に生じた転移巣は、元の大腸がんが転移したものであり、大腸がんの性質を持っています。そのため、再発・転移がんのがん薬物療法では、肝臓や肺といった転移部位のがんの治療ではなく、いずれの場合も、

大腸がんなど、元のがんに効果のある薬物療法を行います。

共存治療の期間は人それぞれ

比較的悪性度の低いがんの場合には、共存治療の期間が何年にも及ぶことがあります。

一方、悪性度が比較的高い場合には、たとえ標準治療とされるがん薬物療法を実施しても、月から年の単位で病状が悪化してしまうこともしばしばあります。

ただし、これらは平均値としての一般的な話であり、同じ病状で同じ治療を開始しても個人差があり、ある患者さんは急激に悪化し、別の患者さんは、何年も元気で過ごすこともあるのです。

その後は、①治療効果を確認するための臨床試験が実施されている薬剤を考慮する、②積極的な抗がん治療をやめ、がんが増大し、病状が悪化することを受け入れたうえで、苦痛を軽減する緩和ケアに頼る、といった選択肢の中から選ぶことになります。

6 「分子標的薬」「免疫治療薬」とゲノム医療

がん治療の三本柱の図に示したように（83ページ参照）、がん薬物療法の分野では、「分子標的薬」や「免疫治療薬」があらたに開発され、保険診療にも認められ、医療現場で広く用いられるようになりました。

がんの分子標的薬は、20世紀後半から徐々に明らかにされた細胞がん化のメカニズムをもとに開発された薬剤です。

がんは、人体を構成する37兆個の細胞一つひとつに含まれている人体の設計図、ゲノムに突然変異が生じ、発生することが知られるようになりました。ゲノムには約2万種類の遺伝子が含まれ、このうち、数百種類の遺伝子に起きた突然変異が細胞がん化の原因となります。20世紀の終盤から、個々の原因遺伝子の異常を攻撃する分子標的薬の開発が進み、現在、百種類以上の薬剤が臨床現場で使用されています。以前から用いられてきた抗がん剤（殺細胞性抗がん剤）とくらべると、比較的、副作用の程度が軽く、患者の負担が少ないのが特徴です。

一方、免疫治療薬とは、日本人が開発の一翼を担い、ここ数年、がん薬物療法のトピックスとなっているオプジーボ（一般名＝ニボルマブ）をはじめとする免疫チェックポイント阻害薬を指しています。

人には、がん細胞を異物と認識して、攻撃するがん免疫機能が備わっています。体内では、毎日、数多くのがん細胞が発生していますが、そのほとんどはがん免疫によって死滅させられています。ところが、治療を要するまでに育ったがんでは、がん免疫が働かなくなっていることが知られており、そのひとつのメカニズムとして、がん細胞が免疫細胞の攻撃をかわす物質を作り出していることが発見されました。

この物質の働きを抑えるのが免疫治療薬で、この薬剤の投与によって、患者さんのがん細胞に対するがん免疫が復活し、免疫細胞ががんを攻撃するようになります。

近年、さまざまながんで、その効果が確認され、がん薬物療法で重要な役割を果たしています。

ゲノム医療で治療効果を予測

最近、注目されている「がんゲノム医療」は、分子標的薬や免疫治療薬の治療効果を推定するツールとして臨床応用が始まっています。２０１９年６月からは、１００～３００種類のがんの原因となる遺伝子変異を同時に測定するがんゲノムプロファイリング検査が保険診療の対象となり、医療現場で用いられています。

がんゲノム解析により、患者さ

んのがん細胞で、分子標的薬の標的となる遺伝子変異が起きているかを調べ、変異があれば分子標的薬が有効である可能性が高く、変異がなければ効果がないだろうと予測することが可能となりました。

免疫治療薬の場合もゲノム解析が役立ちます。分子標的薬の場合とは異なり、がん細胞で遺伝子変異が頻繁に起きているか否かを調べます。遺伝子変異が多いがんでは、異常な遺伝子産物が増え、それを標的としたがん免疫が強く働くため、免疫治療薬が有効である可能性が高まります。

7 支持療法・緩和ケア

「支持療法」は、比較的、新しい概念で、積極的な抗がん治療や共存治療の実施時に、がん由来の症状や治療に伴う副作用・合併症・後遺症を予防し、軽減させるため、がん治療を担当する医療スタッフが実践します。ほぼすべての患者さんは、それとは気づかず支持療法を受けています。

代表的な支持療法の対象としては、がん由来の疼痛緩和や胸腹水の改善、抗がん剤のさまざまな副作用対策、乳がん、子宮がん手術後のリンパ浮腫の治療、胃がん手術後のダンピング症候群への対処などがあります。

一方、「緩和ケア」は、激しい疼痛など、一般の医療スタッフでは対応できないがん由来の症状をやわらげる医療で、専門的技術を持った緩和ケアスタッフが担当します。

多くの場合、積極的な抗がん治療が困難になると、緩和ケアに移行することが考慮されます。

この段階の患者さんでは、当初、外見的には比較的元気な時期が続きます。医師から「体調を考えると積極的な治療はできませんが、痛みなどの症状を緩和ケアで抑えながら、患者さんが望むことをするのがよいでしょう」と提案されるような時期です。

このようなとき、多くの患者さんや家族が、「これから病状が悪化するのに、やりたいことをやれと言われても途方に暮れてしまいます」と訴えることが多いのも事実です。

そして、「ここで医学的な治療法がないと言われても、どこか他の医療機関にいけば別な治療法があるかもしれない」と考えたり、民間療法に頼ろうとする気持ちが働く時期でもあります。「がん難民」という言葉は、このような状況に陥った患者さんを指しています。

8 終末期ケア

その後、がんが悪化し、日常生活に困難が生じる最終局面を迎えると、患者さんも死が近いと自覚する時期に至ります。この時期には症状をできるだけ抑え、必要に応じて医療用麻薬等を使用して痛みをコントロールしながら、心のケアを大切にする「終末期緩和ケア（ターミナルケア）」が行われます。なお、終末期の緩和ケアを専門的に行う「ホスピス」や、がん専門病院等に併設されている「緩和ケア病棟」で過ごすのも選択肢のひとつです。

緩和ケアとホスピス

「緩和ケア」とは「痛みなどの身体的苦痛や心の苦痛をやわらげるケア」のことで、がんの終末期だけでなく、がんの診断時から治療と並行して行われることがあります。緩和ケアの専門医、看護師を中心とした緩和ケアチームなどが担っています。

一方、「ホスピス」は、主に終末期の患者さんの緩和ケアを専門的に行う施設（病院または病棟）のことをいいます。ホスピスで実施する緩和ケアをホスピスケアといいますが、これは、終末期緩和ケアとほぼ同義です。

Q&A 診療プロセスの中で家族と患者さんが知りたいと思うこと

Q 両親は健康ですが、子どもとしては両親のがんが心配です。日頃、どのようなことに気をつければよいでしょうか？

A 定期的にがん検診を受け、自覚症状に注意し、かかりつけ医をもつように勧めましょう

親世代はがん年齢

今、我が国では、毎年100万人以上の人々があらたにがんと診断され、約40万人ががんで命を落としています。

がんと診断される年齢は、3割が65歳未満、3割が65〜74歳、4割が75歳以上です。ちょうど、親の年齢が最も頻度が高いことになります。

とはいえ、がんは早期に発見し、早期に治療できればほぼ治る時代になっています。

がんが見つかる3つのきっかけ

がんが見つかるきっかけは、次の

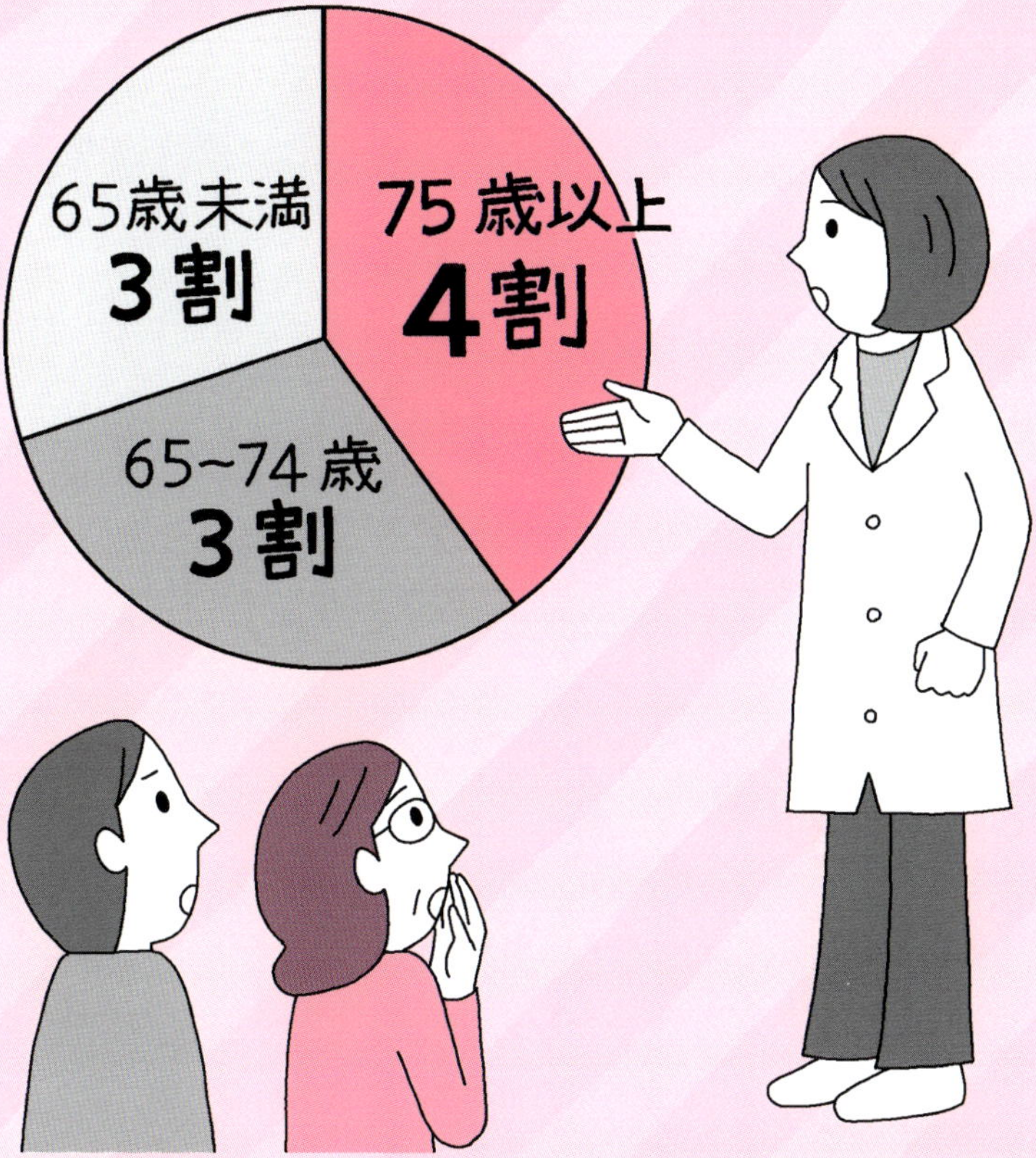

3通りに分けられます。

第一は、市区町村や職場で実施される、胃がん、大腸がん、肺がん、乳がん、子宮頸がん、前立腺がんなどを対象とした「がん検診」です。仮に一種類のがんについて1000人が検診を受けたとすると、10～100人程度は精密検査が必要と判断され、最終的には1～2人ががんと診断されます。同時に、数種類のがん検診を受けた場合には、1000人のうち数人程度ががんと診断されています。

一口にがんと言っても、詳しく分類すれば1000を超す種類があり、がん検診の対象は、このうちわずか数種類のがんに限られています。しかし、この数種類の患者さんの数が多いので、がん全体の患者数の7割を占めています。

　個人が任意で受けられる「人間ドック」は、精度が高く、より多くの種類のがんの発見に役立ちますが、健康保険の対象にならないため、受診者の費用負担が大きいことが欠点です。

　なお、対象者が80～90歳を超える高齢者の場合には、がん検診が負担になることもあるので、負担のない検診を考慮することも必要です。

　がんが見つかる第二のきっかけは、「自覚症状」があって医療機関を受診する場合です（左図参照）。

　胃がんの腹痛、大腸がんの血便、肺がんの血たん、乳がんのしこり、子宮頸がんの不正出血などが、診断のきっかけになっています。そのほか、舌がんの潰瘍、腎臓がん・膀胱がんの血尿、白血病や悪性リンパ腫の発熱、消化器がんの体重減少、皮膚がんの皮膚症状などの自覚症状も発見の契機になっています。

　自覚症状をきっかけとしたがんの診断は、がん全体の3割を占める「検診対象外のがん」を見つけるのに役立ちます。そこで、日々の体調管理に気をつけ、気になる症状があれば、少し勇気をふるって医師に相談することをお勧めします。

「この自覚症状があれば、必ずがんが存在する」といった決まった症状はありません。何らかの症状があって精密検査を受けたとしても、最終的にがんと診断されるのは、がん検診の場合と同じように少数にとどまります。ただし、がん以外の病気が早期に見つかることが多く、適切な治療が可能です。

　なお、早期のがんや進行がんでも、自覚症状が認められないことも多いため、症状がないからといって安心はできません。

　第三のきっかけは、がん以外の病気で通院中の患者さんについて、担当医ががんを疑う場合です。

　たとえば、のど周りのがんで起きるしわがれ声や甲状腺がんのしこりなどは重要な所見です。

　また、検査結果がきっかけになることもあります。

　たとえば、風邪で受診し肺炎の疑いがある患者さんが、胸部レントゲ

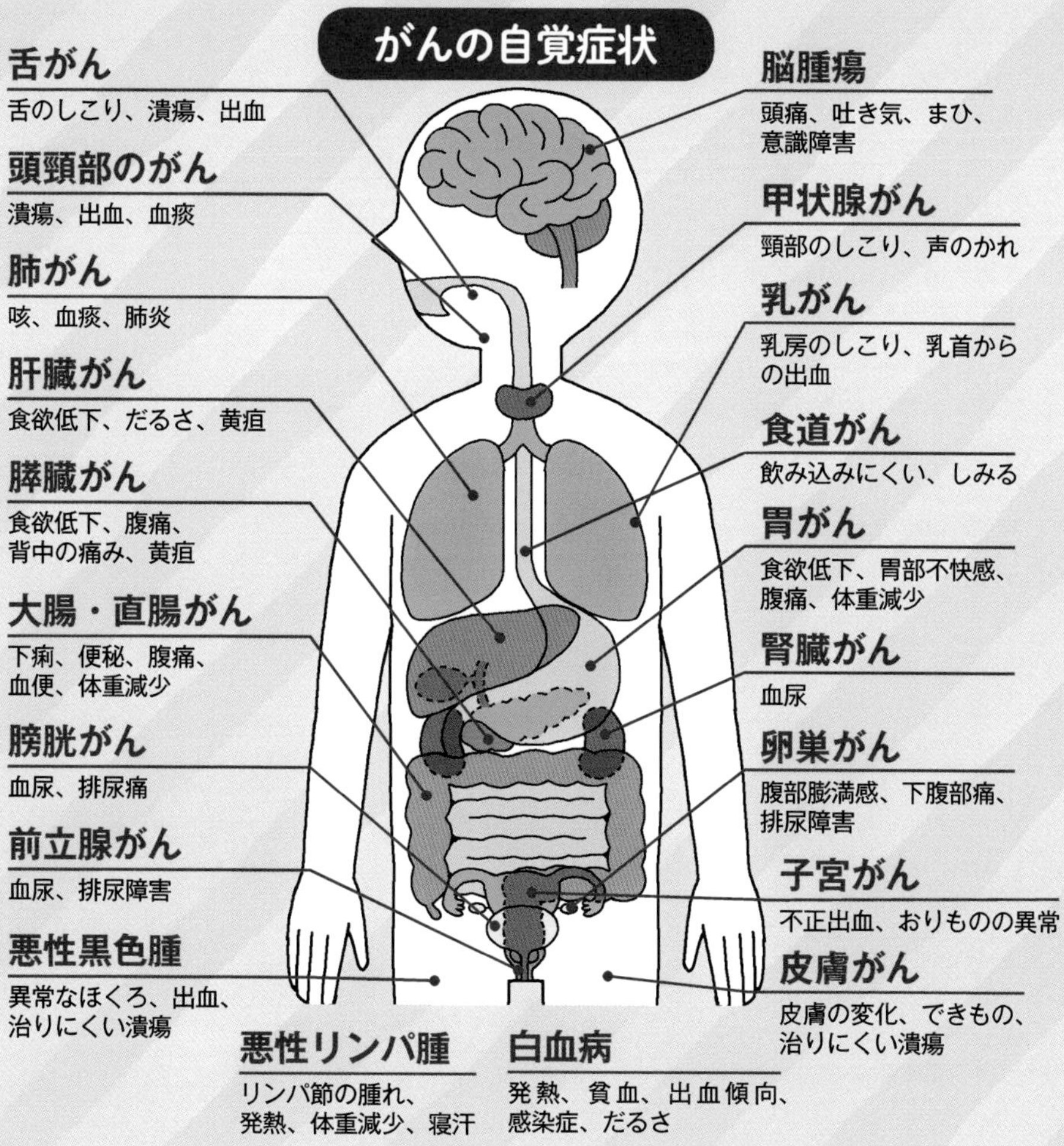

ン撮影を受けて、肺がんが発見されることがあります。血液検査で血液のがんや肝臓がんが、尿検査で腎臓がんや膀胱がんが見つかることもまれではありません。

「かかりつけ医」に相談を

これらのことを考えると、日ごろから体調について相談に乗ってもらう「かかりつけ医」は、健康管理に加えて、個人のがん対策のためにも重要です。がんが発見されるきっかけは、がん検診が2～3割、自覚症状が1～2割、医師による指摘が5～7割程度でしょう。

そこで、大切なことは、がん検診を受け、がんの自覚症状に気をつけ、体調管理のためにいつでも相談できる「かかりつけ医」を持つことです。

Q がんを疑われた場合、どのようなステップで確定診断が行われるのでしょうか？

A 問診、診察～画像検査や内視鏡検査、病理検査などさまざまな診断技術を駆使して、診断します。

医師は、病状に応じて検査を計画する

がん検診や患者さんの自覚症状がきっかけで、あるいは、がん以外の病気の治療中にがんが疑われると、精密検査が行われます。

担当医は、検査前の段階では、「多分、がんではないだろう」、「どちらとも言えない」、あるいは「多分、がんだろう」と心づもりをして精密検査を進めます。ただし、検査前に医師が患者さんに自分の予測を告げることはあまりありません。最初の見立てが最終的な確定診断と異なると、患者さんの信頼を損なうことになりかねないので、検査結果が出て初めて診断を伝えようとします。患者さんや家族は、そういう医師の心理はわからず、「精密検査が必要なら、がんに違いない」という不安な気持ちで最終診断を待つようです。

確定診断への道筋は、がんの種類によって異なりますが、多くの場合、病歴聴取、診察、臨床検査、画像診断、病理検査――という過程を踏みます。

病歴聴取は、症状の有無や変化、家族歴などを聴取する問診から始まります。他の医療機関から紹介された場合には、紹介状に病歴が記載されているので、詳しく聴取されないこともあります。

診察では、病変の状況や全身状態

を調べます。がんやがんの転移が目に見えるか、あるいは触診できるかを確認しますが、以前に比べると、比較的早期にがんが疑われているので、診察の段階で異常が見つかることは多くありません。しかし、皮膚がん、乳がん、口腔がん、直腸がんなど、がんの種類によっては、診察結果が確定診断に重要な役割を果たしています。

臨床検査は、採血や採尿が主体です。白血病など血液のがんには血液検査が、前立腺がん、消化器がん、肺がんなどでは腫瘍マーカーが、さらに腎臓がん、膀胱がんでは血尿の有無などが診断に役立ちます。

30年で劇的に進化した画像診断

画像診断は、がん診断のための最大の武器です。過去30年間で、画像診断技術は著しい進歩を遂げ、筆者が医師になった1970年代の状況と比べると隔世の感があります。まず、一般的なX線撮影にCTスキャンが加わりました。比較的、簡便な超音波断層検査（エコー）も、なくてはならない検査となりました。

かつての「胃カメラ」は、病変の直接観察が可能な「光ファイバースコープ」を経て、テレビカメラで病変をモニター画面に映し出す「電子スコープ内視鏡」に進化し、胃がん、食道がんのみならず、大腸がん、直腸がん、肺がんなどにも応用範囲が広がりました。内視鏡で病変を確認しながら、がんの一部を採取する生体検査（バイオプシー）も可能となり、病理検査を経て、確定診断に役立てられています。

ＭＲＩ（磁気共鳴画像装置）、ＰＥＴスキャン（陽電子放出断層撮影）なども導入されました。さらに、コンピューター関連技術の進歩により、すべての画像診断で精緻な画像が得られるようになりました。

以前は、診断が困難な場合は、手術で病変を確認して診断することも多かったのですが、今では画像診断を駆使することで、ほぼ確実にがんの確定診断が可能となっています。

病理検査は今も昔も、確定診断のために最も重要な検査です。病変から直接、あるいは内視鏡などを用いて組織を採取し、検査を行います。

胸や腹にたまった水分、すなわち胸

水や腹水を注射器で採取し、そこに存在するがん細胞を顕微鏡で確認し、診断することもあります。

がんは、細かく分類すると、100を超える病態の総称です。医学の長い歴史の中で、一つひとつについて、病歴、診察、臨床検査、画像診断、病理検査を組み合わせ、確定診断に至る方法が確立されています。

Q 親が手術を受けることになりました。初めての経験でパニックになっていますが、どのような注意を払えばよいでしょうか？

A 手術前からの禁煙、口腔ケア、予防接種で感染症予防を。手術後の痛みは麻酔の技術で軽減されています

手術は、がんを切除し、完治を狙う治療法です。手術を実施する場合は、医療スタッフによる専門的な準備作業とともに、患者さんにも左表にまとめたような努力が求められます。さらに、手術する臓器ごとの指示や指導が加わります。

手術の日程について、がんの悪化を恐れる患者さんは、速やかな手術を望むものです。しかし、最善の手術のためには、定められた手術前の検査が必須です。手術を待つ患者さんが多いという事情もあり、診断から手術まで1カ月以上かかることもまれではありません。

手術前の日常生活では、以下に述べる点に注意しながら、普通に過ごしてください。医療スタッフは、患者さんの持病や睡眠状況に応じた体調管理を進めます。また、手術の際に必要な物品を取りそろえるよう患

者さんに伝えます。

感染症は、手術に伴って起きる大きな合併症のひとつです。メスを入れた臓器は病原菌が繁殖しやすくなるほか、手術によって患者さんの免疫力は一時的に低下します。手術後の感染症の防止のためには、医学的な処置とともに、手術前からの患者さん自身による禁煙やワクチン接種、口腔ケアなどが役立ちます。

喫煙は呼吸器を痛め、たんを増やし、手術後の肺炎のリスクを高めます。手術前に必ず禁煙してください。人混みを避けて風邪にかからないようにし、肺炎球菌やインフルエンザのワクチンも接種しましょう。

口腔ケアも手術後の肺炎防止に重要な役割を果たします。全身麻酔をすると、自力で呼吸ができなくなるため口から肺の中までチューブを挿入し、人工呼吸を行います。口の中が細菌で汚れていると、チューブを挿入するときに、細菌が肺の中へ押し込まれ、肺炎の原因になります。

手術に伴うリスクは、患者さんや家族の大きな関心事です。医療スタッフは安全な手術を心がけますが、リスクを完全になくすことはできません。がん治療に必要なリスクとして覚悟していただかなければなりません。

手術直後の痛みも、患者さんの心配事です。麻酔の進歩によって手術に伴うつらさはかな

手術に備える自助努力リスト

手術前になすべきこと

手術日程の把握
日常生活
持病・睡眠の管理
必要物品の取りそろえ
禁煙
ワクチン接種
口腔ケア

手術に関する不安と知識

合併症・後遺症
手術に伴うリスク
術後の痛み、つらさ
傷痕の状況
術後の体力回復

暮らしの負担

診療費
入院中の家事、家族の世話
人間関係
社会復帰

り改善されましたが、手術当日から数日間は痛みが残り、身体を自由に動かすこともままならず、手術後の患者さんにとって一番つらい時期になります。

手術の傷痕がいつまで残るのか、長く痛むのかという点も気になるでしょう。傷痕は、特殊な体質でなければ、かなりきれいに治ります。傷の痛みは1年もすると忘れることが多い一方、何年もたってから、天候の悪いときなどにぶり返すことがあります。

手術後の体力の回復程度は、特に高齢の患者さんの場合は要注意です。がんの種類や進行度、手術の方法によって個人差が大きく、手術後の合併症などによっても、回復の度合いは異なります。

手術を受けると決まったら、暮らしへの影響についても整理しておかなければなりません。診療費の工面、入院中の家事や家族の世話、医療スタッフや同室の患者さんとの付き合い方、仕事を含む社会復帰などについても考えておく必要があります。

手術は、ひとりの患者さんの完治を目指し、病院のさまざまな部署が協働して取り組む大事業です。手術の説明はひとりの医師から受けたとしても、その背後で何十人もの医療スタッフが患者さんを支えています。患者さんや家族の皆さんは、それを心の糧にして手術に向き合ってください。

Q がんと診断され、親も家族も大変不安です。がんと向き合う心構えがあれば教えてください

A 「がんに向き合う7カ条」を実践しましょう

がんと診断されると患者さんや家族にはさまざまな悩みや負担が生じてしまいます。しかし「誰かになんとかしてもらおう」では、この困難は乗り切れません。後悔したり、恨んだりしていても、決して事態は好転しません。原因を探ってみたところで、現在の状態が変わるわけではありません。

困難を乗り越えるためには、患者さん自身が病気と向き合い、「今、やるべきこと」を粛々と実行することが大切です。家族の役割は、患者さんに寄り添い、支えてあげることです（2章参照）。

患者さんはひとりぼっちではありません。「ひとりでがんと闘う」と考えてしまうと、孤独になり、心も落ち込み、閉じこもりがちになってしまいます。周囲の人々や社会のシステムを味方につけて、がんに挑むことが悩みや負担をやわらげることにつながります。**そのための心構えとして、「あわてずに、学んで、相談、あきらめず、スタッフ、家族、社会を味方に」という7カ条の実践をお勧めしています。**

「がんに向き合う7カ条」

1 あわてない

がんと診断されたとき、あるいは、経過が思わしくないことを告げられた直後には「頭真っ白、目の前真っ暗」という状況に陥ります。しかし、人は短期間のうちに必ず冷静さを取り戻せます。

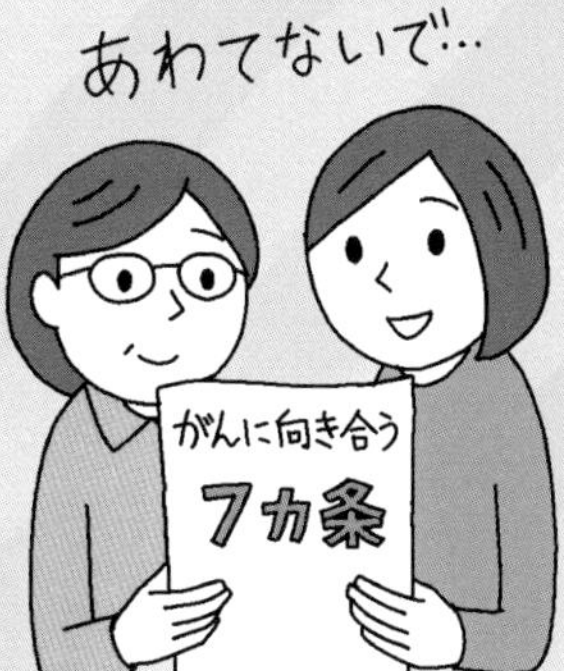

❷ 学ぶ

まずは担当医の話を聞き、病状を把握しましょう。かかったがんの特徴、進み具合、治療方針とスケジュール、治療に伴う合併症・副作用・後遺症、今後の見通し、などを知ることが大切です。

❸ 相談する

厳しい状況が生まれたとしても、布団をかぶって寝ているだけでは事態は改善されません。何か、行動を起こせばあらたなエネルギーが生み出されてくるものです。悩みや負担について相談すると気持ちが楽になります。相談相手は医療スタッフの他、がんの拠点病院には相談支援センターが整備されています。

❹ あきらめない

たとえ、打つ手がないといわれても、あきらめないようにしましょう。医学は日進月歩です。セカンドオピニオンなどを受け、悔いが残らないようにしてください。

❺ 医療スタッフを味方にする

医療スタッフはいつも患者さんにとって最善の方法を模索しています。スタッフから指示されたことを実践し、身体の変化をできるだけ具体的に知らせ、心を開いて、自分の思いを伝えることが大切です（5章参照）。

❻ 家族を味方にする

がんとの闘いでは「家族」との関係も重要です。家族は、常に患者に寄り添う存在です。口に出さなくても何かできることがないか真剣に考えているでしょう。

❼ 社会を味方にする

「社会」の役割も重要になってきました。医療スタッフや家族の努力だけでは限界があることでも、行政や民間団体の医療サービスを活用すると解決につながることがあります。

がんはなかなかの難敵です。しかし、皆で力を合わせ、治せるがんは治し、治せないがんでも、適切な治療を行うことで、長期間、元気で暮らすことが可能になっています。

第4章

高齢者のがん治療とは

●高齢者のがん治療1

高齢者のがんは進行が遅いとは限らない

高齢者とは何歳以上？

まず、「高齢者とは何歳以上を指すのか」という点を明らかにしておきましょう。一般社会で高齢者というと65歳以上を指し、医療の分野でも健康保険の年齢区分で、65～74歳を「前期高齢者」、75歳以上を「後期高齢者」と分類しています。

ところが、2010年の統計によると、すべてのがん患者の41％が75歳以上、29％が65～74歳です。一般的な高齢者の定義では、7割が高齢者に分類されてしまいます。

本書では、一般的には75歳以上の患者さんを高齢者として説明していますが、治療に際しては、暦年齢（実年齢）よりも一人ひとりの患者さんの健康状態、治療が身体に与える負担、治療により期待される利益などを勘案し、担当の医師が判断することになります。

治療では、身体・精神機能を重視

がん治療の現場では、暦年齢にかかわらず、患者さんの身体的・精神的機能を評価して、手術療法、放射線治療、薬物療法に患者さんが耐えられるかという点を重視します。若くても、さまざまな持病のある患者さんに対してはもちろん、患者さんに大きな負担がかかる治療が想定される場合にも、この点を慎重に判断します。

治療の基本は標準治療

がんの治療では、がんの種類別、ステージ別に検討され、最善の結果を得られる「標準治療」が第1選択の治療方針として推奨されます。「標準治療」は、患者さんが参加する臨床試験によって、「がんに対する効果などの利益が、副作用などの不利益を上回ること」や、「他の治療法より有効性が高いこと」などの「科学的根拠」が明らかにされた治療のことをいいます。

ところが、この臨床試験は、多くの場合、70歳代前半以下の患者さんを対象に実施されており、75歳以上の高齢者のがん治療に関しては、医学的な根拠が十分ではありません。

そこで、担当医の経験をもとに治療方針を定めざるを得ないのです。

「高齢者のがんは進行が遅い」とは限らない

患者さんが高齢者の場合は、さまざまな注意が必要です。

一般に、「高齢者のがんは進行が遅い（悪性度が低い）」とよく言われます。

がんの発生から診断までには10年以上の月日がかかるとされ、比較的悪性度の低いがんはゆっくり育つので、高齢になって初めて発見されることも多くなります。

高齢者に多い前立腺がんなどは悪性度が低い代表的ながんです。

したがって、「高齢者のがんは悪性度が低く、進行も遅い」という考えの一部は真実だといえます。

一方で、がんは遺伝子にできた傷が原因で起きるので、年を経るに従って遺伝子の傷は多くなります。重要な遺伝子に傷が生じれば、年齢には関係なく、高齢者にも悪性度の高いがんが出現します。

医師は、年齢にかかわらず、進行が遅い悪性度の低いがんか、あるいは、悪性度の高いがんかを判断して治療方針を検討します。

この段階で、医師はあくまでも年齢には関係なく、がんの悪性度を考えて治療方針を検討します。

高齢者の治療方針は医師の経験に基づいて検討される

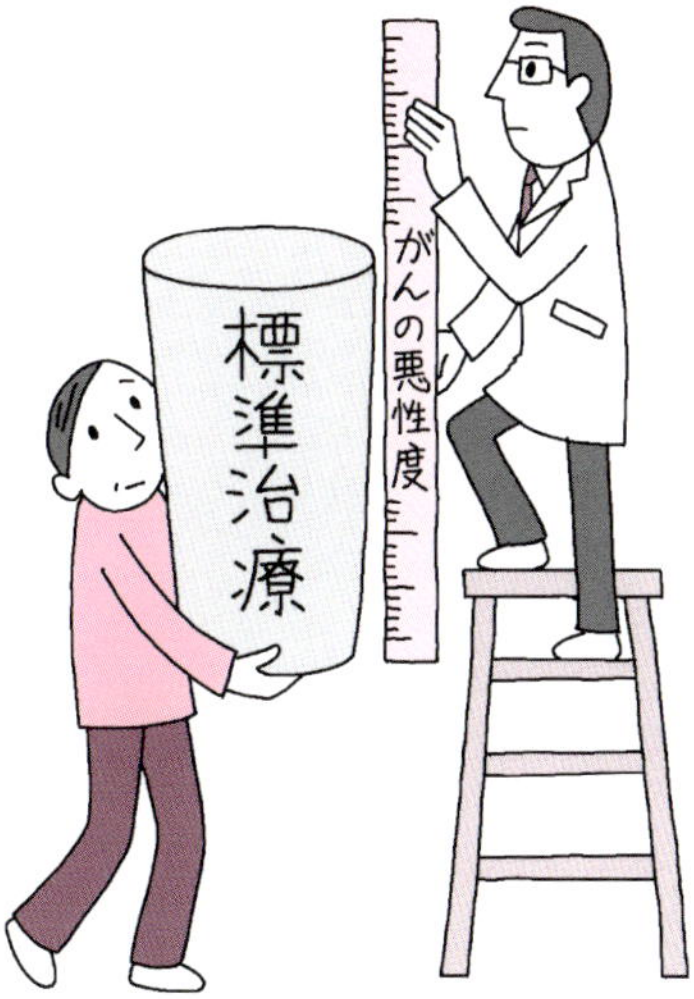

患者さんは治療に耐えられるか

まず、「標準治療」を考慮し、負担が大きければ他の治療法に

では、実際に高齢のがん患者さんを担当する医師が、治療方針を決定するときの考え方や注意点を見ていきましょう。

まず、病状から考えて、負担が大きくても効果が高いと思われるがん治療が望ましい場合には、一般の患者さんに対する標準治療、すなわち「がんの種類」「病期」に応じて示された最善と思われる標準治療を実践できないかを考慮します。

標準治療を行うと、不利益のほうが大きいと判断した場合には、たとえば放射線治療などの高齢者でも比較的安全に受けられる治療法がないかを探します。ただし、放射線治療が可能ながんは種類が少ないので、治療法が見つけられないことも少なくありません。

患者さんにとって、積極的な抗がん治療による不利益のほうが大きいと判断した場合には、がんによって引き起こされる症状をやわらげ、穏やかに暮らせる期間をできるだけ長くする緩和ケアを勧めます。

患者さんが治療に耐えられるかどうかが決め手になる

高齢の患者さんの場合は、治療に耐えられるかどうかが重要な因子となります。そのため、「暦年齢（実年齢）」よりは、「身体能力」や「理解力」が重要視されます。

担当医は、「身体状況」「検査所見」「理解能力」「精神状態」などを参考にして、想定している治療に耐えられるか否かを判断します。

治療に耐えられるかどうかの判断はがんの種類や発生部位によっても

異なります。

たとえば、手術を行っても比較的負担の小さな乳がんや皮膚がんでは、年齢にかかわらず実施されることが多いのですが、より負担の大きい手術については利益・不利益を慎重に考慮して判断します。

「立ち居振る舞い」で判断されることも

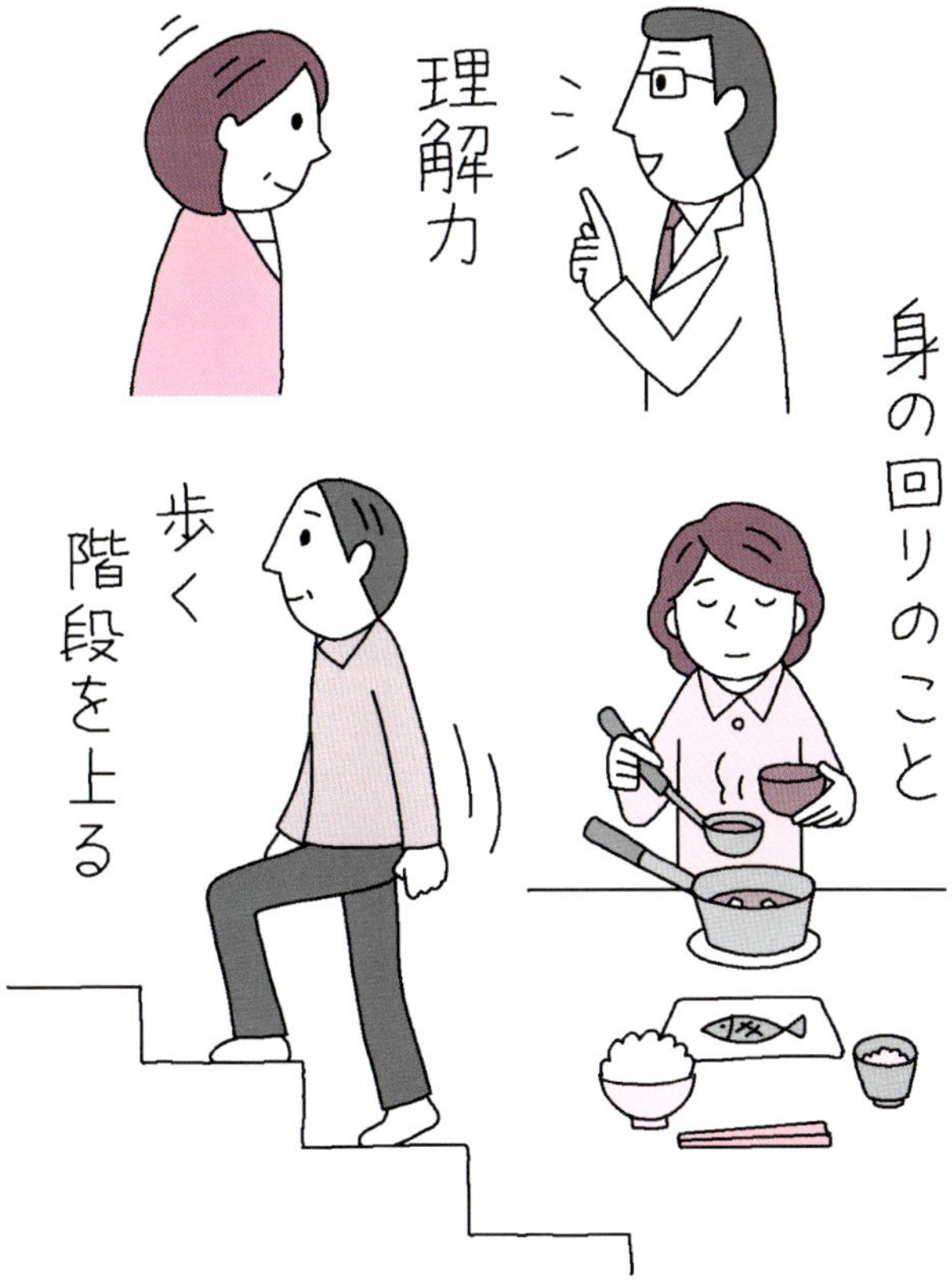

顔つきや立ち居振る舞いなどの「Fファクター」で判断することも

目の前にいる患者さんが治療に耐えられるかどうか迷った場合は、「Fファクター」で決めるという医師もいます。「F」はface（顔）の頭文字で、要は「顔つき」です。そのほか、「立ち居振る舞い」も重要な因子です。具体的には、

①自分の身の回りのことは自分でできるか

②同年齢の健康人と比べて同じように歩き、同じように階段を上れるか

③説明についての理解力が十分か、

などがポイントとなります。

●高齢者のがん治療3

余命を延ばすか、QOL（生活の質）を高めるか

医師が考えている治療方針が、その患者さんの余命を延ばすか、あるいは将来の生活の質（QOL）にどのような影響を与えるかも、治療方針を定めるうえで重要な要素です。

たとえば85歳の肺がん患者さんで、呼吸や心臓の機能が衰えている場合は、手術でがんを切除できたとしても、体力を消耗し、入院期間が長引いて合併症の可能性が高くなります。そのため、余命をそれほど延ばせないと考えられ、手術は実施すべきではないという結論に達します。

一方、85歳でも身体的、精神的に元気な患者さんであれば、負担の少ない手術を実施するなど、治癒を目指す治療を行うこともあります。

以前、老人会での講演を頼まれたときのことです。2人の元気な90歳に近いお年寄りから、自分たちは静岡がんセンターで肺がんの手術を受け、今は大変元気にしているとご挨拶をいただきました。医療スタッフにとって、高齢者の手術は大変、負担が大きいものですが、このような経験からは、単純に年齢だけで治療方針を決めてはいけないということを教えられます。

このほか、手術はできない進行したがんで、抗がん剤治療などの薬物療法を行っても、わずかな延命効果しかないと判断されれば、緩和ケアを行って、残された日々の生活の質の向上を図ることが多いといえます。

患者さんの意思を尊重して治療方針を選択する

治療方針の決定にあたっては、患者さんの意思が尊重されなければなりません。

まず、患者さんが、治療方針に付

随する危険性を十分に理解することが大切です。治療によって逆に余命が短くなったり、副作用や合併症、後遺症で、残された期間を生活の質が低下した状態で過ごさなければならない危険性もあります。それでも、あえて積極的な治療を希望するという患者さんの意思表示があれば、医師は、さまざまな手法を考えながら希望に添うことができないかを検討します。

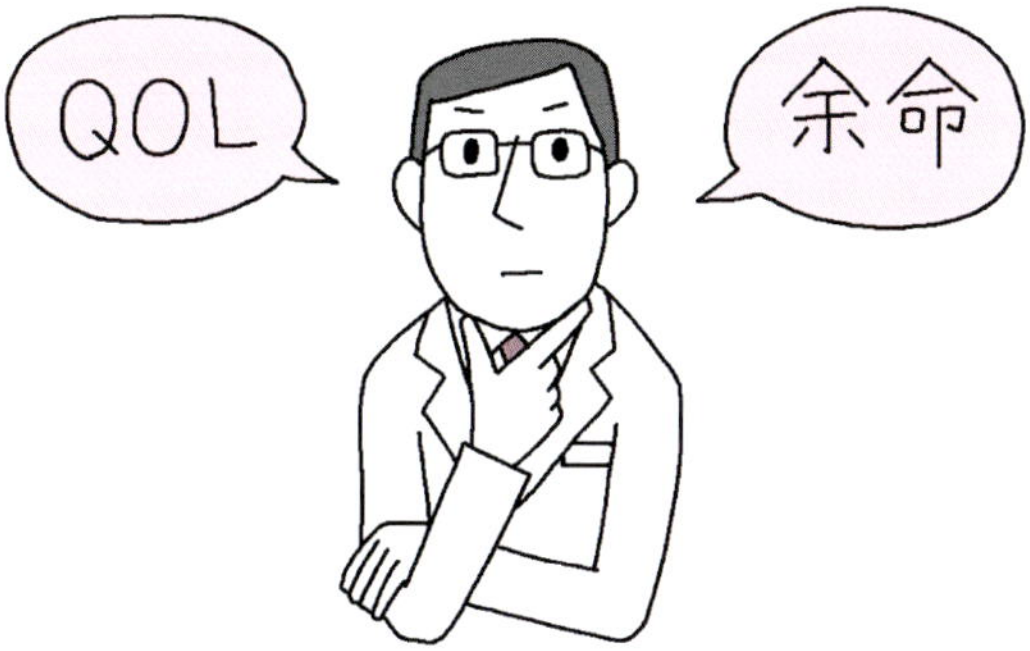

　この場合、「患者さんの状態は手術に耐えることができる」「治療によって得られる利益も大きい」「患者さん本人の希望が強い」といった要件が満たされれば、積極的な治療が行われます。

高齢者は、合併症や副作用が強く出やすく、回復も遅い

　積極的な治療が可能と判断された場合でも、高齢者では、一般の患者さんとは異なる配慮が必要です。

　一般に高齢者は、合併症や副作用が強く出ます。また、手術創《そう》の回復も遅く、手術後、肺炎などにもかかりやすいといえます。さらに、心疾患や糖尿病など手術の危険度を増す病気を患《わずら》っていることが多くなります。

　したがって、医師は、手術については、たとえ再発の可能性が高くなっても比較的小さな手術を検討します。また、放射線治療では、照射線量を加減するなどの調整をします。抗がん剤治療などの薬物療法では、薬剤の種類を少なくしたり、投与量を少なくするなどの工夫をします。

　このように、同じ効果を目指しながら、副作用、合併症、後遺症を可能な限り少なくする努力を払います。

　このあたりのさじ加減は、経験豊富な医師でないと難しいものです。

●高齢者のがん治療4

負担が少ない新しい手術法を行うこともある

緩和ケアに徹した場合に、著しく生活の質が悪化することが想定される場合には、危険を覚悟で手術などを行うこともあります。

特に、近年の手術機器の発達により、高齢者でも危険を低下させることが可能な場合には、細心の注意を払いながら80歳代後半から90歳代でも、肺がんや胃がんや大腸がんの手術が行われることがあります。

近年では、高齢者でも、ほとんど負担がかからないがん治療が行える可能性が増えています。たとえば、消化管の早期がん（胃がん、大腸がん、食道がん）に対する内視鏡治療や腹腔鏡《ふくくうきょう》下《か》手術、あるいは照射可能な部位のがんで完治を目指す放射線治療などは、高齢者であることをあまり意識せずに実施できる治療法です。

治療をせずに放置すれば、死に至る危険性や、腸閉塞《ちょうへいそく》になる危険性が高く、患者さんへの負担が少ない手術法が完成しており、本人が危険をおかしてでも手術を希望するような状況では、積極的な手術が行われることもあります。

結局のところ、医師が「危険性はあるけれども、なんとか手術をはじめとする抗がん治療が可能で、うまくいった場合の利益が大きい」と判断し、患者さんがその治療を希望した場合には、積極的な治療を実施することが許されるわけです。

一方で、そのいずれかが満たされない場合で、特に危険が大きく、利益もそれほど大きくないと判断されれば、緩和ケアなどを選択することが望ましいといえます。

治療方針に納得できないときは、セカンドオピニオンを求めよう

　前記のような原則があっても、一人ひとりの高齢のがん患者さんにどのようながん治療を行うかについては、標準的な治療指針がないため、医師によって考え方が異なることが多いと思います。

　患者さんと家族からは、「もしも治療の方法があるのなら、命を助けてほしい。治療が原因で命を失うことになっても受け入れます」という声が多く聞かれます。

　しかし、医師にとっては、積極的になりすぎると「角を矯《た》めて牛を殺す」という状況が生まれかねません。その場合には医師の責任になるので、多くの医師は、高齢者に対する治療方針については慎重になる傾向があるといえるでしょう。

　高齢のがん患者さんの治療方針をめぐって、医師の提案に患者さんや家族が納得できないと感じた場合には、経験豊富な医師のセカンドオピニオンを求めるとよいでしょう（5章参照）。

高齢者にも負担がかからない治療法が増えている

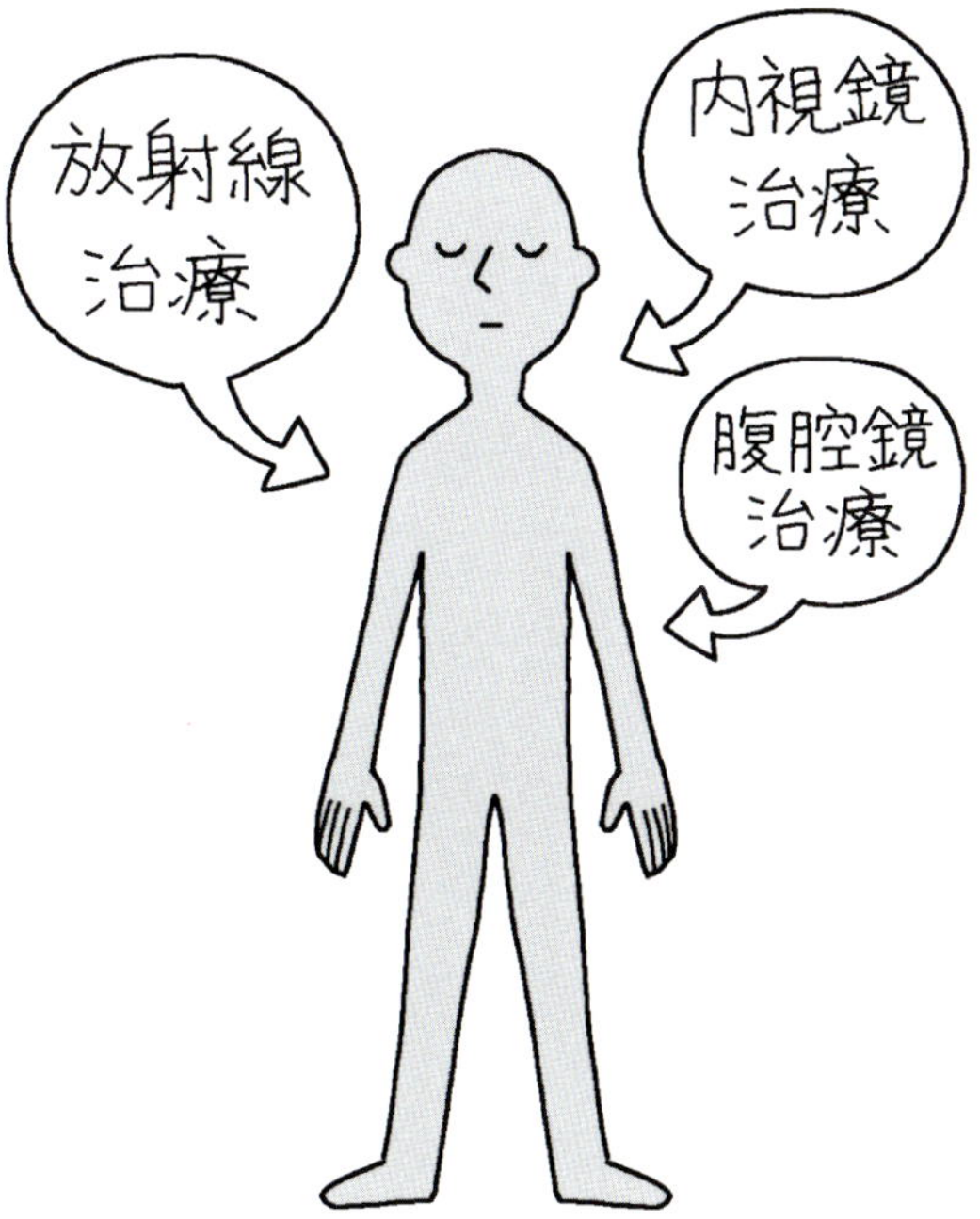

●高齢者のがん治療5

積極的な治療を選択すると、家族の負担が大きくなることも

積極的な治療方針を選択した場合は、医療スタッフも家族も、一般の患者さんに対するときとは違う覚悟が必要になります。

入院後、高齢の患者さんは体力が顕著に衰えるため、歩行中の転倒やベッドからの転落が頻繁に起きます。薬剤の効果も不安定です。普段、常用していた睡眠薬を、入院時、あるいは治療後の全身に負担がかかっている状態で服用した場合、せん妄《もう》状態に陥りやすいこともよく経験します。

また、高齢者はベッドに寝たままでいると、肺炎になったり、体力や筋肉が一気に衰えるといわれています。そこで医療スタッフが、手術後の傷の痛みをコントロールしながら、嫌がる患者さんを座らせたり、歩かせるといった努力をします。

家族から見ると、「年寄りなのにかわいそうだ。休ませておいてあげたいのに」と思いますが、体力や筋力、傷の回復を図るために、高齢の患者さんは一般の患者さんよりかえって厳しい対応を迫られることもあるのです。

また、入院中も家族の負担は大きくなります。一般の患者さんならお見舞いですむような場合でも、高齢の患者さんだと、病院の要望に応じて、ずっとそばに付き添うといった対応を求められることもあります。また、手術後に口腔ケアやリハビリテーションが必要な場合は、家族も積極的にサポートするとよいでしょう。

高齢者は、環境が急変すると精神状態が不安定になることが多く、目を離せない状況が生まれることもあ

り、家族の力が必要になることがあります。

治療に伴う合併症などの危険が大きいことにも覚悟が必要

家族は、高齢のがん患者さんの治療には大きな危険が伴うことも、覚悟しなければなりません。

合併症などの危険が伴うことも・・・

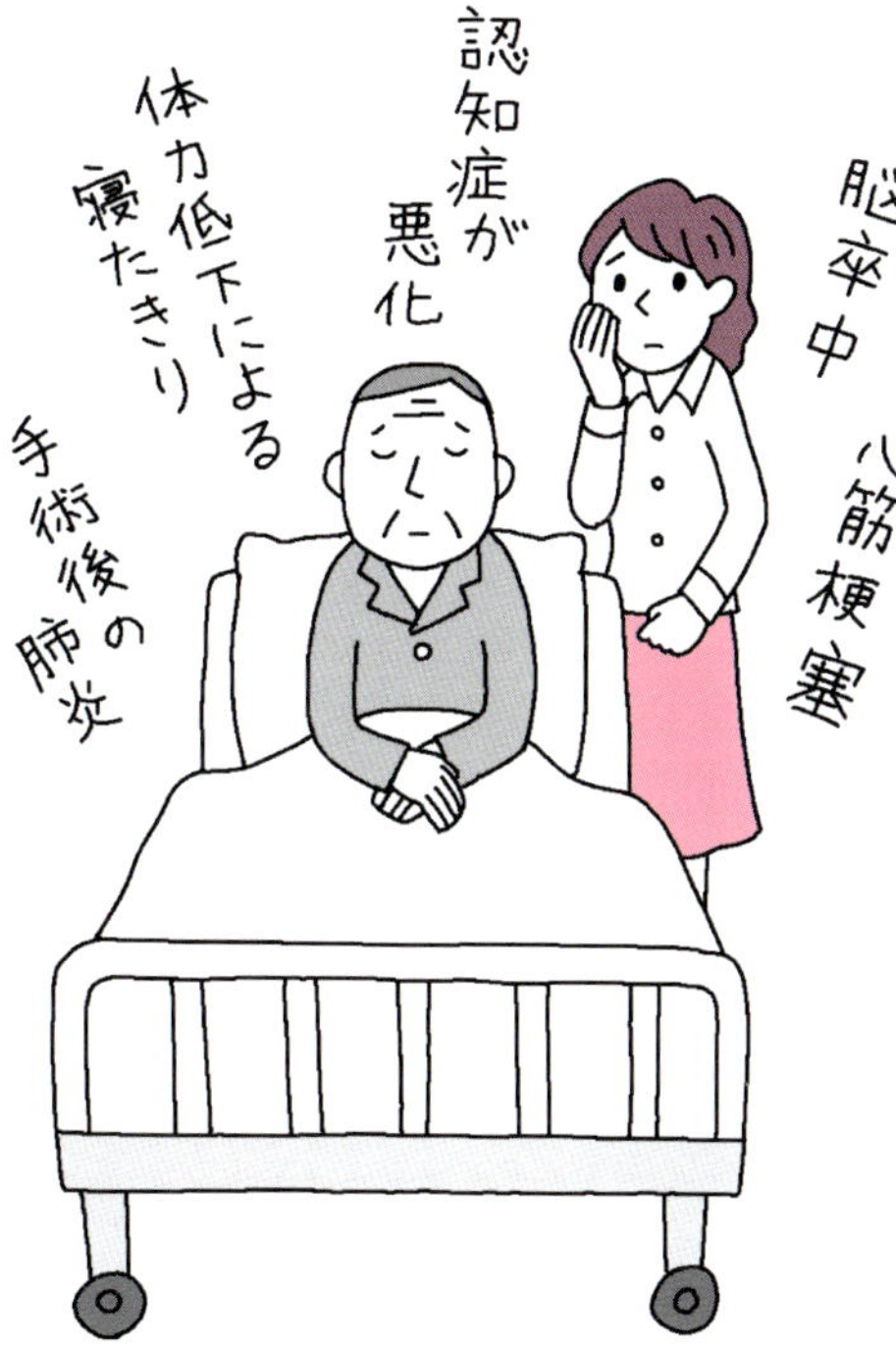

たとえば、手術のあと、肺炎になったり、手術を契機に心筋梗塞《しんきんこうそく》や脳卒中《のうそっちゅう》などを発症することがあります。また、体力が一気に低下し、寝たきりになったり、治療後、認知症が悪化するなど、若年の患者さんへの治療ではあまり見られない状況に陥る危険性も高いといえます。

抗がん剤治療も同様で、副作用が強く出現し、副作用からの回復もかなり遅れます。

高齢の患者さんでは、治療に伴う副作用、合併症、後遺症が、一般の患者さんよりは重くなることを理解しておかなければなりません。

その結果、退院して自宅で生活するようになっても、治療前のような生活ができなくなり、積極的に生活を手助けしなければならない状況が生まれることもあります。

高齢の患者さんに対するがん治療では、治療中、治療後ともに、身体状況や精神状態が治療前とは大きく異なってしまう可能性を常に意識しておかなければなりません。

●高齢者のがん治療6

退院後の医療・介護態勢も考えておく

高齢のがん患者さんの場合、病院では、医療スタッフが対応し、必要な治療や介護を行えますが、退院後、前述のような状況になることも想定して、家族は、退院後の医療・介護態勢を確保することも考慮しておくとよいでしょう。

まず、治療に関しては、地域の診療所や訪問看護ステーションに連絡し、日常的な診療・看護を確保することが望ましいと思います。がん治療を受けた病院が遠方であったり、緊急時の対応が難しかったりする場合は特にこの点が重要です。

身寄りのない高齢の患者さんや老老介護しか可能性がない場合には、社会福祉的な対応をすることになりますが、遠方であっても、家族がいらっしゃる場合には、病院や行政の努力にも限界があるので、家族の負担を求めざるを得ないことも多くなります。

家族だけで対応しきれない場合は、「介護保険」を利用して、自宅介護や通院の付き添いなどに対応してもらえるかどうかを、患者さんの居住地の地域包括支援センターやケアマネジャーに問い合わせておくとよいでしょう。介護保険を利用する場合は、「要介護認定」が必要になりますから、その手続きについても、聞いておきましょう。

介護保険を利用すると、少ない費用負担で、要介護度に応じて定期的にヘルパーさんを派遣してもらったり、電動ベッドや車椅子をレンタルすることができます。

ほかにも、高齢のがん患者さんに対して、家族ができることはいろいろあります。7章を参照ください。

第5章

医師・スタッフとのコミュニケーション

●協働作業

がんの治療は、医療スタッフとの協働作業

医師や看護師をはじめとするチーム医療でサポート

近年、がん医療は大きく変貌し、「患者さんが医療に参加する」時代になっています。がんの治療は「医師にお任せ」ではなく、患者さん・家族と、医師・医療スタッフとの協働作業で進むようになりました。

近年ではがん専門病院などの多くの医療機関で「多職種チーム医療」といって、医師、看護師、薬剤師、栄養士、リハビリスタッフ（理学療法士、作業療法士、言語聴覚士）、放射線技師、ソーシャルワーカーなどのさまざまな医療スタッフが連携し、最善の方法を考えながら患者さんに対応しています。

このほかにも、医療用物品の準備や施設の清掃に携わる職員、医事業務を担う事務職員など、多くのスタッフが働いています。

医療スタッフを味方につけよう

患者さんと家族は、医療スタッフを積極的に味方につけて、がんに挑むことが大切です。困ったことがあったら遠慮なく伝えてください。「こんなことをお願いしても聞いてもらえないだろう」と本音を話すことをためらう方が多いのですが、「ダメモト」で尋ねてみると、よい解決法が見つかることもあります。

たとえば、入院中に食事が食べられないときは、担当医から栄養士（または栄養サポートチームなど）を紹介してもらい、栄養面でのサポートや食事の進め方についてのアドバイスを受けることもできます。薬のことで疑問点があれば、薬剤師

療養メモや療養ダイアリーを作っておくと便利

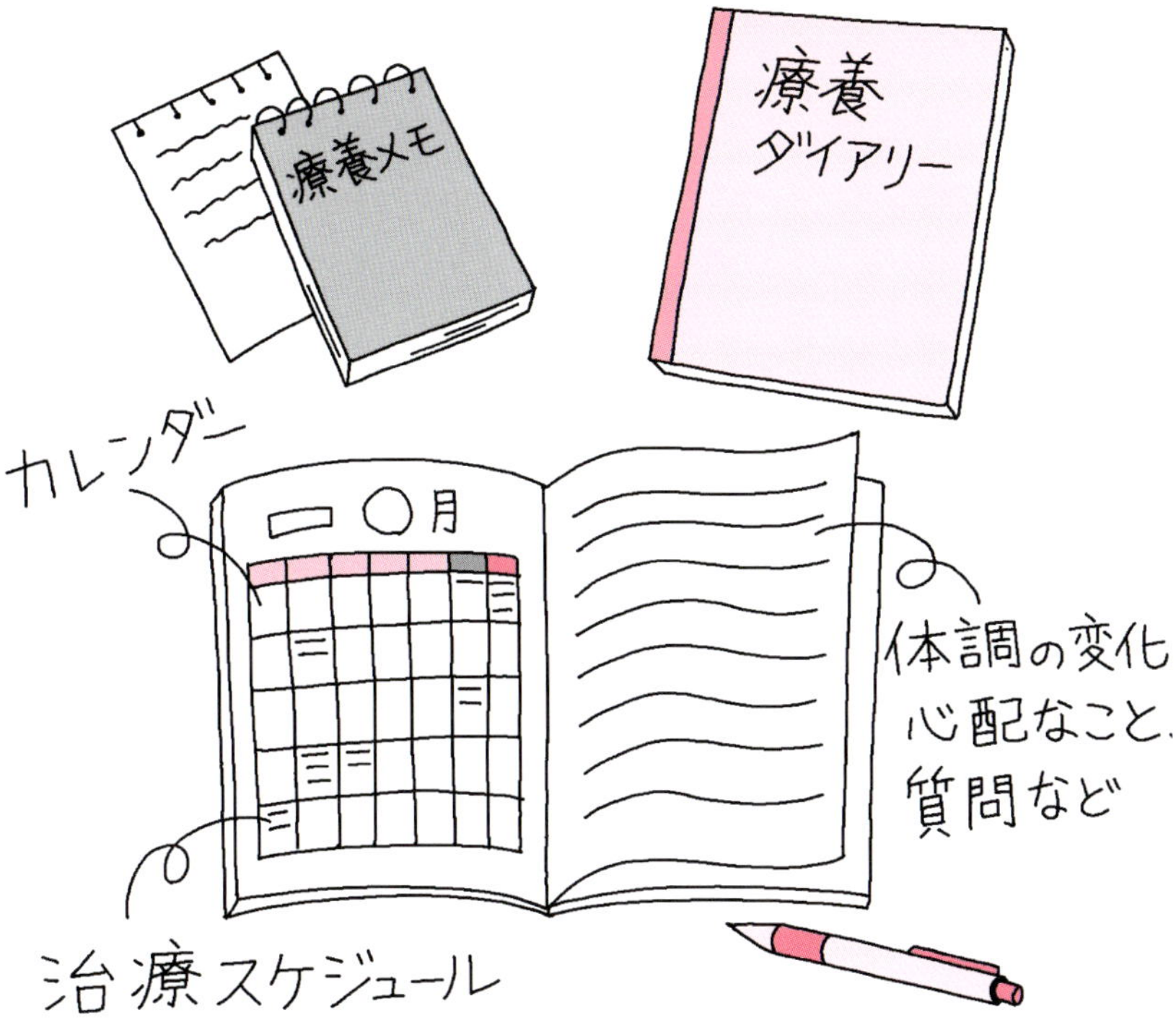

「療養メモ」や「療養ダイアリー」を作っておくと便利です。患者さんの病状、治療の予定・経過、医師・医療スタッフの説明内容、合併症や副作用の症状、心配なこと、困ったことなどを書き留めておきましょう。診察日には、質問事項をメモにして持参すれば、医師・スタッフとスムーズにコミュニケーションできます。

が対応してくれるでしょう。

また、看護師は他の職種との橋渡し的な役割をしていることが多いので、誰に相談したらよいかわからないときは、声をかけてみるのもよいでしょう。

「入院後、内視鏡検査を受けるために下剤を飲んでトイレに何度も通って腸を空にしていたら、肛門が痛くて我慢できなくなった。病棟の看護師さんに相談したら、痛み止め入りの軟膏で応急処置をしてくれて助かった」という患者さんもいます。

医療スタッフに、希望や悩みを話してくだされば「心通う対話」ができて、負担が軽くなると思います。

●担当医との対話のコツ

担当医と信頼関係を深めながら、治療に臨む

担当医と理解し合うには率直に悩みや疑問を伝える

がんの治療には、患者さん・家族と担当医との良好なコミュニケーションが欠かせません。

患者さんは、先行きの見えない心細さに加えて、病気や治療についての担当医の説明がなかなか理解できないことから、ますます不安が強くなることが多いようです。

医師の前では緊張して、聞きたいことを聞きそびれたり、医師の説明を頭の中で反芻《はんすう》しているうちに次の説明に進んでしまい、追いつけなくなる、ということもあるでしょう。

途中でわからなくなりそうなときは、「少しゆっくり説明をお願いします」などと伝えるのも一つの方法です。病院に用意してあるパンフレットや信頼できるウェブサイト（32ページ参照）なども活用すると、より理解が深まるでしょう。

患者さんが納得して治療を受けるためには、できるだけ正直に自分の状態を担当医に伝えなくてはなりません。

「こんなことを言ったら医師に嫌われるのでは」と心配する患者さんや家族も多いのですが、医師が患者さんの疑問や悩みに気づくことがきっかけになることもあります。医師には守秘義務もあるので、悩みや不安を率直に伝えることをお勧めします。

忙しい医師と対話するコツ……治療に関する質問をメモして聞く

ただ、医師は、同時に多くの患者さんの診療にあたるなど、忙しく働いているため、時間の制約があります。患者さんにとって担当医は「私だけの先生」に思えるかもしれませ

んが、医師にとって患者さんは「多くの患者さんのうちの一人」です。すべての患者さんの公平を心がけ、病気を治すことに集中するには、一人の患者さんだけに多くの時間を割くわけにはいきません。

治療を受ける場合の質問項目の例

何度かに分けて、患者さんにとって大事なことから、聞いていきましょう。

❶ 病名・病期・悪性度

「なんというがんですか」

「どのくらい広がっていますか」

「ステージは？」

「悪性度が高いがんですか」

❷ 治療方針

「最善の治療は」

❸ 治癒率・再発の可能性

「5年生存率はどのくらいですか」

❹ 治療による副作用・合併症・後遺症

「どんな副作用や合併症がありますか。後遺症はありますか」

❺ 注意すること

「患者・家族が注意すべきこと」

❻ 治療スケジュール・入院期間・通院間隔

「入院期間は？」

「治療のスケジュールを教えてください」

「退院後も通院が必要ですか。その期間や間隔は？」

❼ ほかの治療法との比較、長所・短所

「ほかの治療法と比べて、利点や欠点を教えてください」

そこで、医師と対話をするときには、病気や治療に関することを優先的に話していただくとよいと思います。患者さんのお話があちこちに広がると、医師にも要点がつかめなくなり、時間の余裕もなくなって、困惑することがあります。

医師に聞きたいことなど、内容を整理したメモなどを持って、簡潔に質問していただくと、医師も答えやすくなります。上図はよくある質問の例です。

医師が忙しそうなときは、あらためて時間をとってもらうとよいでしょう。

●予備知識を得る

主人公は患者さん。納得して治療を受けることが大切

医師の説明を理解するために待ち時間を利用して、予習する

一般の医療機関からがん専門病院などの専門医に紹介された場合、手術前（治療前）に担当医と顔を合わせることはあまり多くありません。初診で顔合わせをしたあとは、検査のために通院し、検査結果が出た時点で、再び担当医と面談して、インフォームド・コンセントが行われます。

がんの種類によっても異なりますが、その場で患者さんが治療方針を選択すれば、その日のうちに手術前の検査や入院手続きが行われ、あとは自宅で入院日の連絡を待ち、入院翌日には手術というタイトな日程になることも珍しくありません。

患者さんは「命がけなのに、診断から治療までまるでベルトコンベアーのように進む」ことや、担当医との対話の機会が意外に少ないことに、違和感を覚えるかもしれません。このようななかで、患者さんが納得して治療を受けるには、治療までの期間や、診察日の待ち時間を有効に使って、病気や治療に関する予備知識を得ておくとよいでしょう。

まず、初診や検査で病院を訪れたとき、無料のパンフレットや、売店で販売している関連の書籍などを入手して、予習しておくことをお勧めします。また、信頼できるウェブサイトで発信している医療情報も役立ちます（32ページ）。こうして予備知識を得てから医師と面談すると、説明を理解しやすくなります。また、説明内容を録音して聞き直せば、より理解が深まります。録音は、医師の許可を得てからにしましょう。

●インフォームド・コンセント

インフォームド・コンセント 治療方針の説明を聞き、同意する

インフォームド・コンセントの進め方

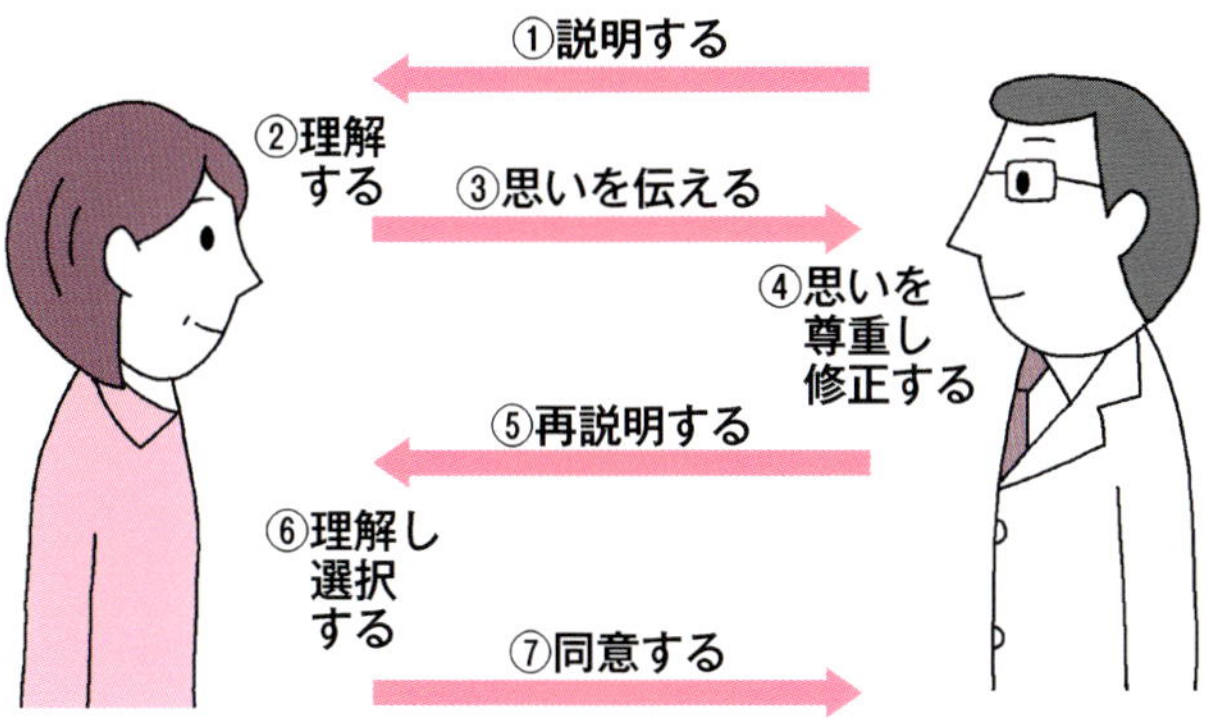

①担当医は患者さんに、病名、病期、治療方針、合併症、副作用、後遺症、予後などの説明をする。
②③患者さんは理解したうえで、同意できない場合には、その理由を担当医に話す。
④⑤担当医は患者さんの思いを尊重し、可能であれば治療方針を修正し、再び説明をする。
⑥⑦患者さんは理解をしたうえで、必要な選択を行い、最終的な同意を与える。

わかるまで聞き、納得して治療に臨む

治療方針を決定するときに欠かせないのが「インフォームド・コンセント」です。インフォームは「伝える、説明する」、コンセントは「同意する、承諾する」という意味で、「説明と同意」と訳されています（3章参照）。

インフォームド・コンセントは、基本的に上の図のように進みます。

このように、治療の主役である患者さんが同意を与えたところで完了するのがインフォームド・コンセントの本来の姿です。けれども、実際の医療現場では、医師による説明が終了した時点で、患者さんの同意が得られたと思われていることが少な

くありません。

医師と患者さんでは、どうしても医学的知識に差があります。医師にとっては使い慣れた用語でも、患者さんやご家族には難解な言葉のシャワーのように感じられて、「わかりましたか」「（よくわからないけど）まあ、お任せします」と医師に委ねてしまいがちです。また、医師と患者さんとの対話にあまり時間がとれないことも、患者さんが理解しにくい原因の一つです。

最近では、可能なかぎり時間をかけて説明されるようになってきましたが、医師が詳しく説明すればするほどややこしい印象になり、患者さんや家族が混乱してしまう傾向も見られます。


それを避けるためにも、患者さんや家族には、事前に予備知識を得ていただくことをお勧めします（122ページ参照）。

説明のパターンを知っておき、わかるまで質問する

治療方針についてのインフォームド・コンセントに臨むとき、患者さんは、次の点を押さえておくとわかりやすくなると思います。

- **説明のパターンを知っておく**
- **説明のポイントを押さえる**
- **わからない言葉を確認する**

医師の説明は、基本的に同じようなパターンで進みます。まず、がんの病名、病期が伝えられ、治療方針のメリット、デメリット、副作用、合併症、後遺症が説明されます。

患者さんや家族が確認すべきポイント（121ページ参照）は、
①がんの進行度＝病期（ステージ0〜Ⅳ）、がんの広がり具合（がんの大きさや深さ、リンパ節転移の有無、遠隔転移の有無など）。
②がんの悪性度
③がんの薬剤感受性（乳がんなどでは、ホルモン療法や分子標的薬が効くタイプかどうか、肺がんなどでも、がんの種類やタイプによって、有効な薬剤が異なる）
④治療方針
⑤その治療による副作用、合併症、後遺症とその対処法の有無
⑥予後（治療後に予想される経過）
などです。

がんの治療方針は、①〜③（がん

インフォームド・コンセントに臨むとき、確認するポイント

進行度＝病期

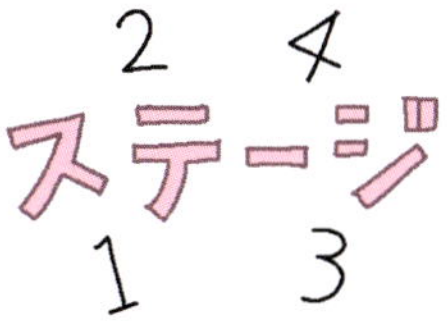

悪性度

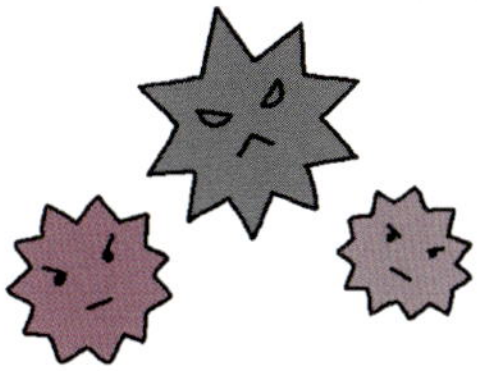

薬剤感受性

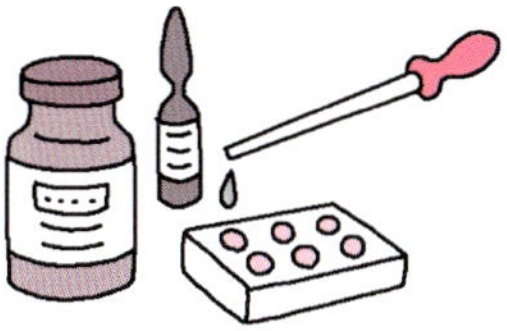

治療方針

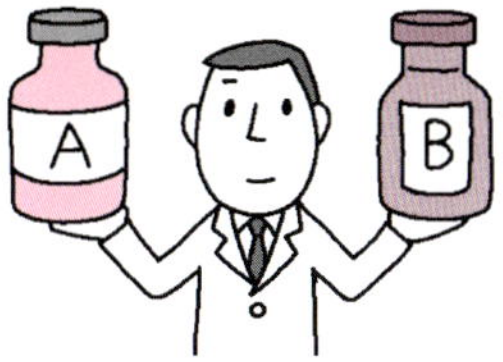

副作用や合併症

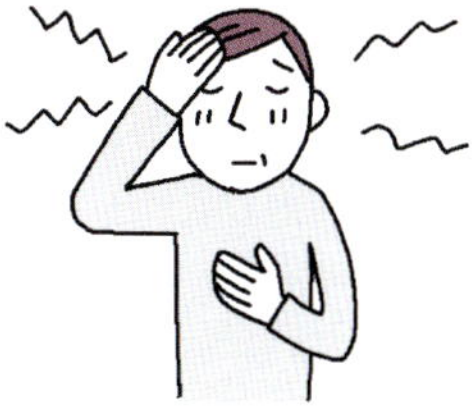

予後

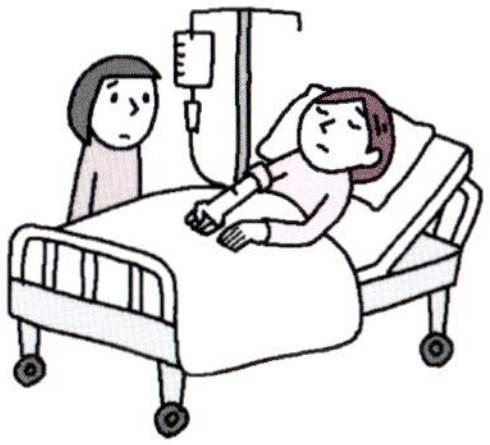

の進行度、悪性度、薬剤感受性など）を総合的に判断して決められます（3章・4章参照）。

　そして、治療法の選択肢が二つある場合は、「あなたの病気は○○がんで、病期はステージ○です。治療方針はAかBがお勧めです。Aの利点は○○ですが、欠点は○○です。治療中の副作用には○○があり、○○のような後遺症が続く可能性があります。Bの利点は○○、欠点は○○で、副作用は○○、後遺症は○○の可能性があります。完治する可能性は、Aが○でBが○です。さて、あなたはどちらの治療法を望まれますか？」と、治療方針が提示されます。

①〜⑥のポイントについて、わかるまで質問すれば、医師も丁寧に説明を繰り返してくれるでしょう。予想される副作用、後遺症についても、あとで「知らなかった」ということのないように、具体的な症状や対処法の有無を聞いておきましょう。

治療方針の選択に迷ったら

近年では、担当医から、いくつかの選択肢の中から治療方針を選ぶように求められ、患者さんや家族が悩むケースがしばしば見られます。

医師が患者さんに選択を求める場面は、医師がどちらかの治療法を勧めたいと思っているケースと、医師自身が迷うケースの二つに分かれるようです。

前者は、標準治療が確立されている場合などです。医師が「AとBの治療法のうち、標準的なAの治療法を患者さんに勧めたい」と考えているときには、Aの利点を自信を持って説明します。診療経験の豊富な医師が、標準的な治療を提示した場合には、基本的にその治療を受けるのが正しい選択だと思います。患者さんは、「その治療法は私の病状にとって、標準的な治療と考えてよろしいのでしょうか?」と尋ねてみることも大切です。

一方、後者の場合、医師にとっても甲乙をつけがたいケースもあります。たとえば、ある程度進んだ状態で見つかった乳がんで、乳房温存《にゅうぼうおんぞん》手術《しゅじゅつ》では、微少ながんを残してしまう恐れがあり、乳房をすべて取り去る乳房切除術（全摘術）のほうが治癒の可能性が高いと判断されるようなときです。

このような場合、治る可能性とともに、患者さんの気持ちも大切です。再発・転移の危険性は少し高まったとしても、乳房を残したいと思うか、少しでも完治する可能性が高いのなら、乳房を失ってもやむを得ないと考えるか、または、乳房を再建する選択肢もあると考えるか、患者さんの気持ちを尊重しなければなりません。

説明の内容を整理して、わからないことを担当医に確認し、自分でも情報を集め、納得できる治療法を選択しましょう。

●医師との対話

医師との対話では、医師にしか答えられないことを聞く

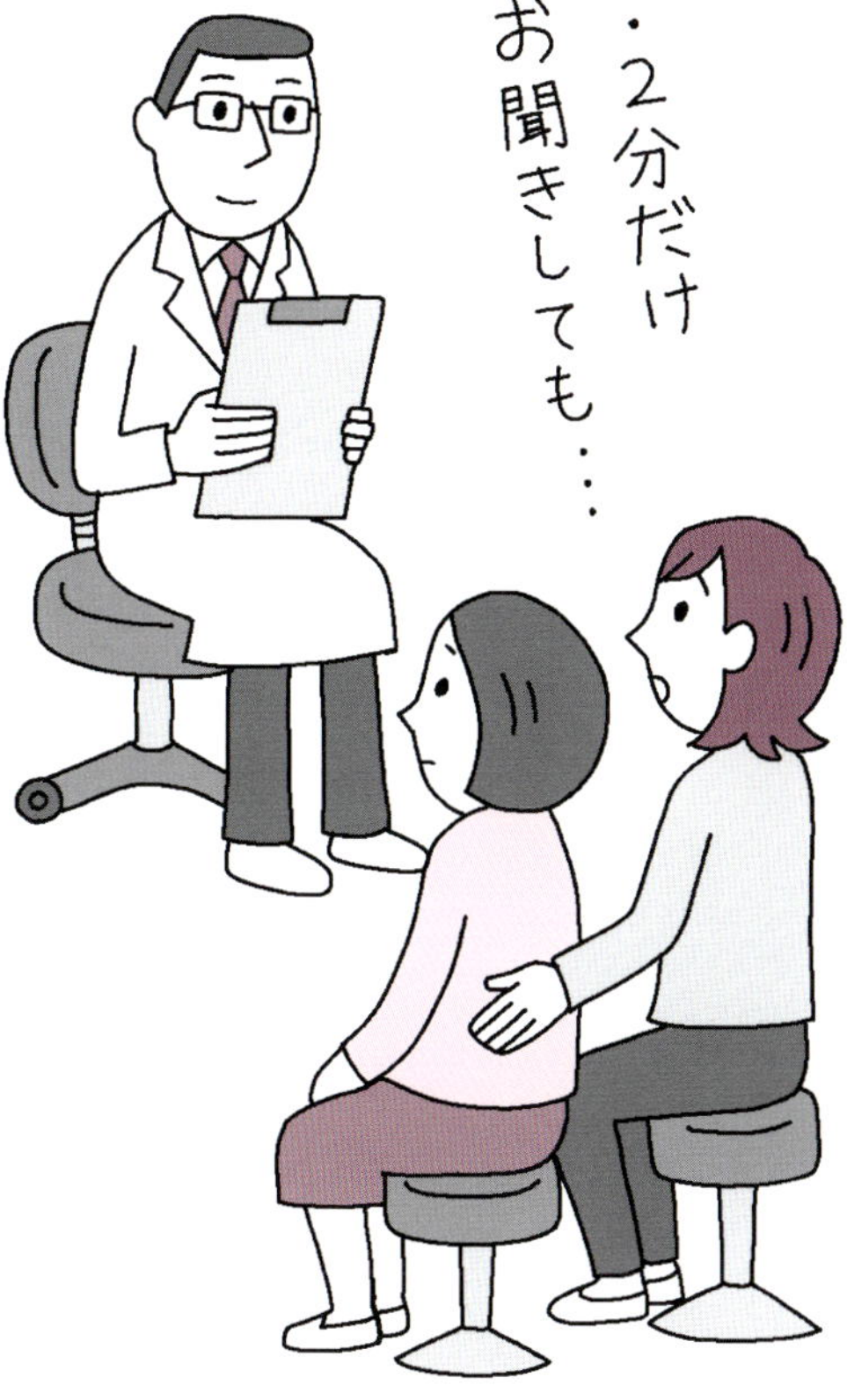

医師の説明中に、いろいろな疑問が湧いてきたときには、医師でないと答えられない内容を中心に質問しましょう。

医師の説明後、入院手続き、病室の選択、持参するもの、費用、入院期日の連絡方法などを、看護師、事務職員、入院係の職員などの医療スタッフが分担して説明します。これらの手続きに関することは、医師以外の医療スタッフに尋ねてください。

病棟や外来で、忙しい医師に上手に質問するには

治療前にはもちろん、入院中の回診時や外来を受診するときなども、医師に質問したいことが出てくることがあるでしょう。

高齢の患者さんは、医師に気兼ね

して、口に出さない方が多いのですが、治療や体調について、気になることや希望があれば、遠慮せずに伝えることが大切です。

また、患者さんがうまく伝えられないときには、家族が簡潔に伝えてくだされば、コミュニケーションがより円滑になると思います。

外来の診察室で、医師が忙しそうで対話をする雰囲気ではない、と感じた場合などは、「1、2分だけ、○○についてお聞きしてもよろしいでしょうか?」などとあらかじめ時間を区切って質問するのも一つの方法です。

医師の説明のなかに、聞きなれない医学用語がいくつも出てきたときに、一語一語確認する余裕はないかもしれません。そこで、わからない言葉だけメモして、帰宅してから患者さん向けのサイトや書籍などで調べてみます。それでもわからないところだけを次の受診日に質問すると、格段に理解しやすくなります。

家族も患者さんと一緒に調べるなどの協力をすることで、患者さんも孤独な気持ちにならず、治療に取り組みやすくなるでしょう。

担当医とどうしても相性が合わないときは

担当医とだんだんに信頼関係を築いていければ理想的です。一方で「医師がパソコンの画面ばかり見ていて、目を合わせてくれない」「医師となかなか信頼関係を築けない」という声も聞かれます。そんなときは、質問の仕方が切り口上になっていないかなど、対話の仕方を振り返ってみましょう。努めて穏やかな口調で話すだけで、関係が改善することもあります。

それでも担当医との関係がうまくいかないと感じたら、看護師やソーシャルワーカーに相談してみるのもよいでしょう。普段からその医師と接している看護師なら、よいアドバイスを受けられるかもしれません。

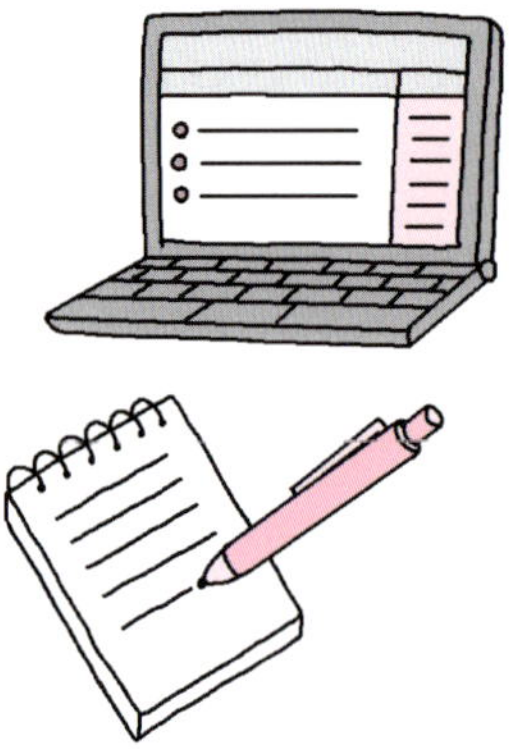

●セカンドオピニオン

最良の選択は、患者さん自身が納得できる治療法を選ぶこと

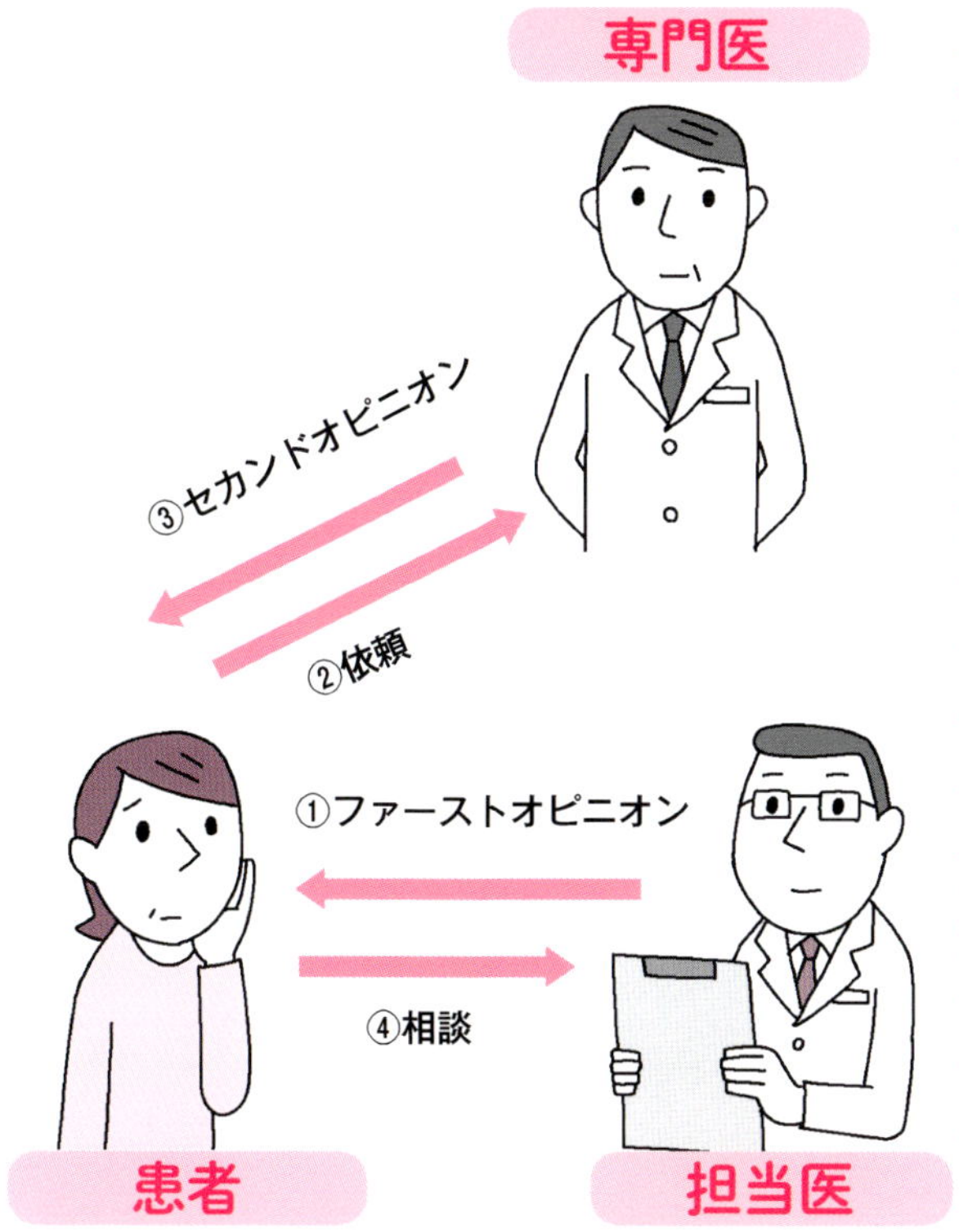

①患者さんは、担当医の診断と治療方針を聞き、理解する。第2の意見を聞きたい場合は、担当医に伝える。医療機関を選んで、必要な手続きを確認し、予約する。②担当医に紹介状、検査結果資料、病理標本などを準備してもらい、受診する。③第２の意見を受ける。④担当医に報告し相談する。転院する場合はあらためて紹介状を書いてもらう。

セカンドオピニオンを求めて納得して治療を受ける

患者さんの考えや生き方に最も合った治療法を選べば、納得して治療を受けることができ、さまざまな困難にも立ち向かうことができます。より納得できる治療法を選択するために、ほかの医師の意見も聞いてみたいと思ったら、セカンドオピニオンを求めることもできます。

セカンドオピニオンとは、担当医が提示した治療方針などの「ファーストオピニオン（第1の意見）」に対する「2番目の意見」のことをいいます。

患者さんや家族がセカンドオピニオンを希望されるきっかけは、「担当医の説明が理解できない」「担当

医が若すぎて不安」「病院の力量が心配」「より優れた治療法があるのでは？」「大手術を勧められたが、もっと簡単に治す方法がないか？」「手術は不可能で、抗がん剤治療しかできないと言われた」「治療法が尽きたと言われた」などの重大な局面が多いようです。

セカンドオピニオンが有益な例として、消化器がんの領域では「開腹手術か腹腔鏡《ふくくうきょう》手術かの選択」「術後薬物療法の可否や選択」、乳がん治療では「乳房温存手術の可否」「術後薬物療法の選択」など、いろいろあります。

一方、セカンドオピニオンを求めることで、患者さんが担当医に遠慮したり、セカンドオピニオンに時間を費やすことで治療開始が遅れたり、担当医が十分な資料を準備する負担が大きいなどのマイナス面があることも否めません。

もし、担当医が治療方針に自信を持っており、患者さんも説明に十分納得し、担当医を信頼できるなら、セカンドオピニオンを受ける必要はないでしょう。

セカンドオピニオンを求める際の4原則

近年、医療の現場ではセカンドオピニオンの重要性が広く理解されるようになり、医師はセカンドオピニオンに協力的になっています。とはいえ、時には医師と患者さんの間にトラブルが生じてしまうこともあります。そこで、セカンドオピニオンに関する以下の「四つの原則」を、十分に理解していただきたいと思います。

①誰に第2の意見を求めるか

最初に治療方針を示した担当医と同等かそれ以上のレベルの専門医の意見を求めることが望ましいでしょう。最近では「セカンドオピニオン外来（有料）」を開設している病院も増えてきました。

セカンドオピニオンをどこで受けるか迷ったときは、「がん診療連携拠点病院の相談支援センター」に問い合わせるという方法もあります。

セカンドオピニオンを受ける病院（医師）が決まったら、手続きや準備するものを問い合わせ、予約を入れておきます。

セカンドオピニオンを求める際の４原則

1 誰に第２の意見を求めるか

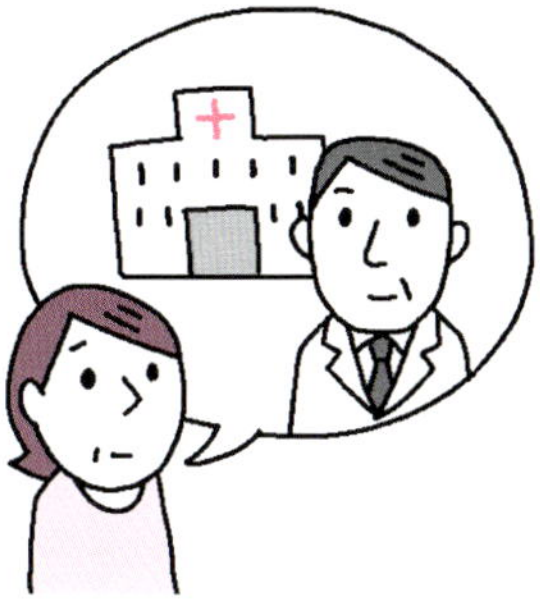

2 診療情報を持参する

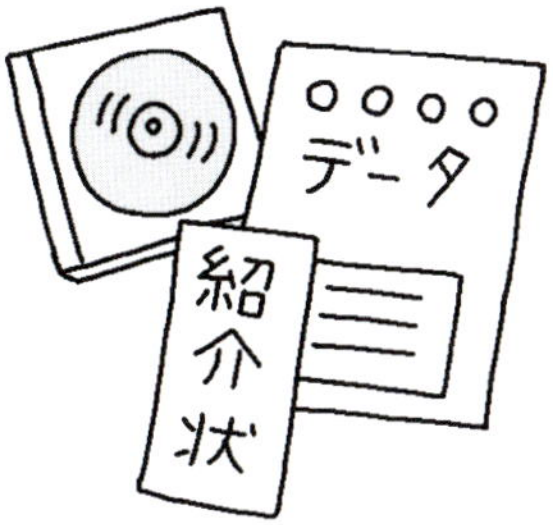

3 担当医が第２の意見を考慮

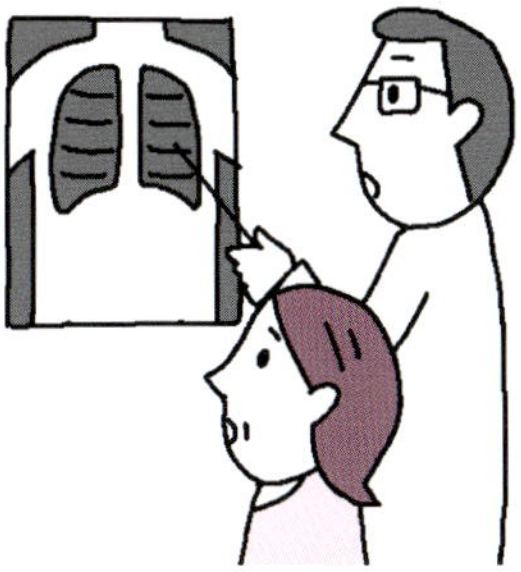

4 転院の際は依頼書を持参

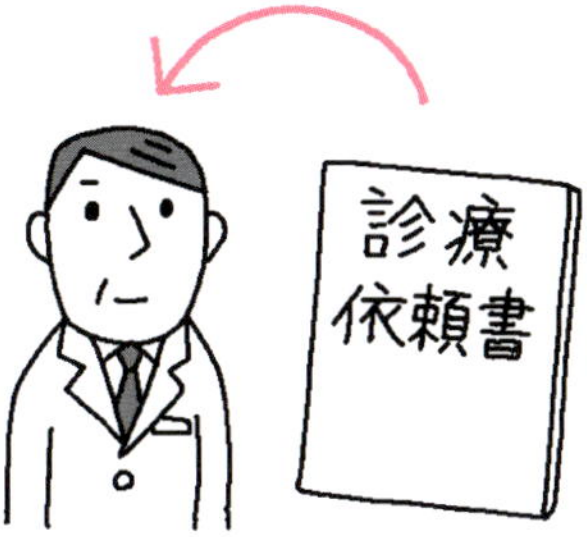

患者さんや家族が医師を独自に選択する場合、効果が疑問視される治療法や民間療法を売り物にしている医師を頼ってしまうことがあるので、注意しなければなりません。

ファーストオピニオンを示した担当医は、患者さんに、セカンドオピニオンを求める医師についての適切なアドバイスを与えることが望ましいと思います。

②診療情報を持参する

優れた専門医でも、患者さんの病気に関する情報が乏しければ、適切な意見を述べることはできません。そこで、ファーストオピニオンの根拠となった重要な医療情報を、セカンドオピニオンを求める医師にも提供する必要があります。

担当医に病歴や治療経過がわかる紹介状（診療情報提供書）、血液検査データ、画像診断データ、病理所見（できれば顕微鏡検査のためのプレパラート）などを用意してもらい、それを持参します。

さらに可能な限り、患者さん本人が受診し、追加検査があれば、それを受けることが望ましいと思います。

③担当医が第2の意見を考慮

セカンドオピニオンを受けたあとは、必ず、その内容を担当医に報告し、手間を取らせたことに感謝の気持ちを伝えましょう。こうした細やかな心遣いが、担当医との円滑なコミュニケーションの助けになります。担当医はセカンドオピニオンを参考にしながら、治療を進めることが原則となります。

ちなみに、セカンドオピニオンを受けた場合の約8割程度は、ファーストオピニオンが妥当であると思われます。セカンドオピニオンによって担当医の第1の意見（診断や治療法）の妥当性が確認できて、担当医への信頼感が高まることもあります。

一方で、セカンドオピニオンとは、患者さんをほかの病院に紹介することだと勘違いしている医師がまだいますし、また、セカンドオピニオンを口実に、転院治療を求める患者さんも存在します。

④転院の際は、診療依頼書を持参

セカンドオピニオンを受けた医療機関で治療を受けたい場合は、担当医にその意思を伝えます。そして、治療を実施する病院への診療依頼書を作成してもらいます。

これらの原則を守り、患者さんと担当医とが納得して治療を進めることができれば、セカンドオピニオンは意義深いものになるでしょう。

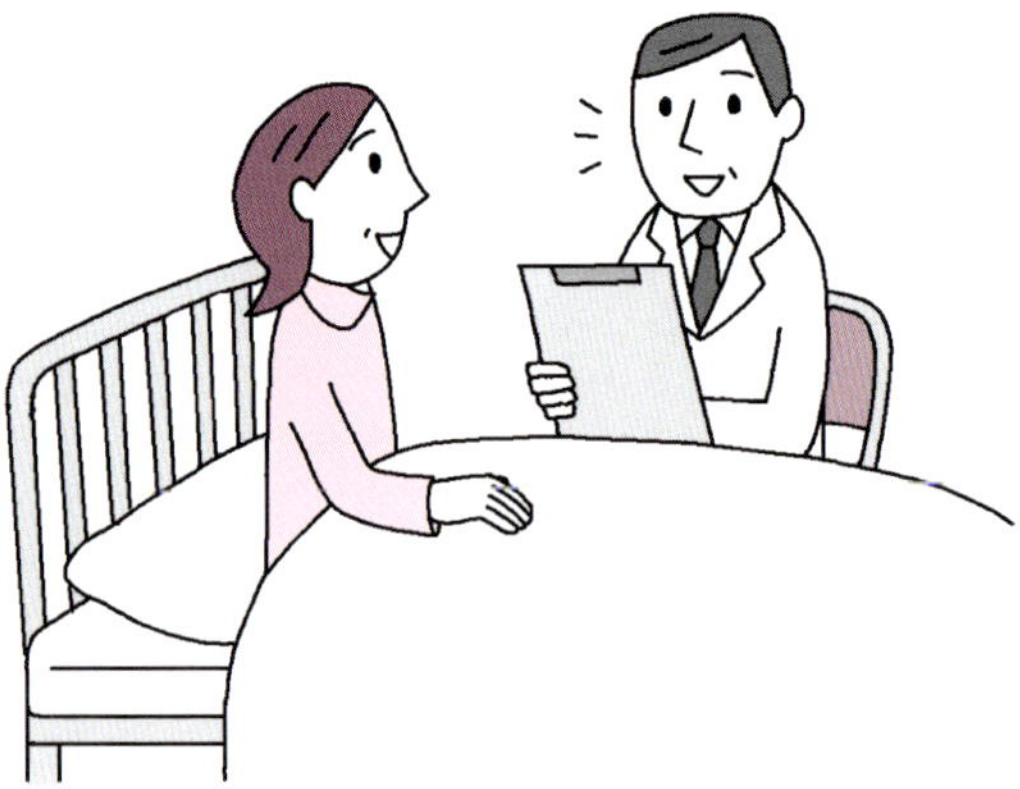

Q&A ここが知りたい 医療スタッフとの協働

Q 父ががんと診断されました。どの医療機関がよいでしょうか？

A そのがんの患者数が多い医療機関なら信頼できる

がんと診断される人は、２〜３割ががん検診で発見され、７〜８割が自分で異常を感じて、あるいはかかりつけ医での一般的な検査で発見されています。ここで最初に関わった医療機関が、治療を受ける医療機関の選択にも関わってきます。

がん検診で発見された場合は、精密検査を受けるように指示された医療機関（病院）が、最初の選択肢になります。自覚症状で発見された場合は、最初に訪れた医療機関です。

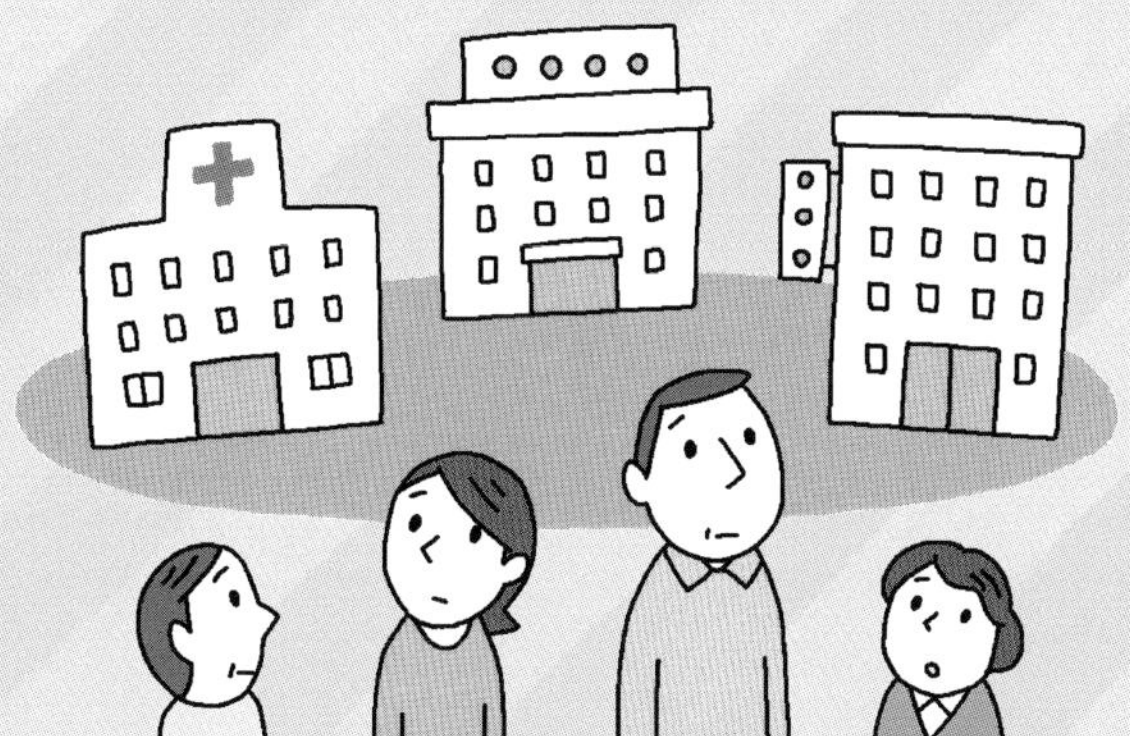

一方、かかりつけ医の場合は、かかりつけ医から紹介された病院というケースが多くなります。

がんと診断された病院が、がん診療連携拠点病院など、地域の基幹病院であればそこで治療を受ければよいでしょう。中小病院などの場合は、信頼できるかかりつけ医の意見を求めてみると参考になります。家族や親戚に医療関係者がいれば、遠慮せずに尋ねることも有効です。

がんの種類によっても医療機関の治療レベルは異なりますが、一般に、治療を受ける予定のがんの診療件数が多い病院は信頼できるといえるでしょう。

Q 今かかっている医師で大丈夫でしょうか？

A チーム医療で対応する昨今、医師個人の地位や肩書はあまり判断材料にならない

がん治療は、一人の医師がすべてを行うわけではなく、チーム医療で対処することが多いので、経験豊かな病院であればそれほど心配することはありません。病院内での医師の地位や肩書、経験など（部長がよいとか、若いとか）は、あまり判断材料にしなくてもよいでしょう。

ただ、診断時に、ある病院で「心配ない」と言われたけれども、家族として心配なときは、ほかの病院の診断を受けることも選択肢の一つになります（診断のセカンドオピニオン）。

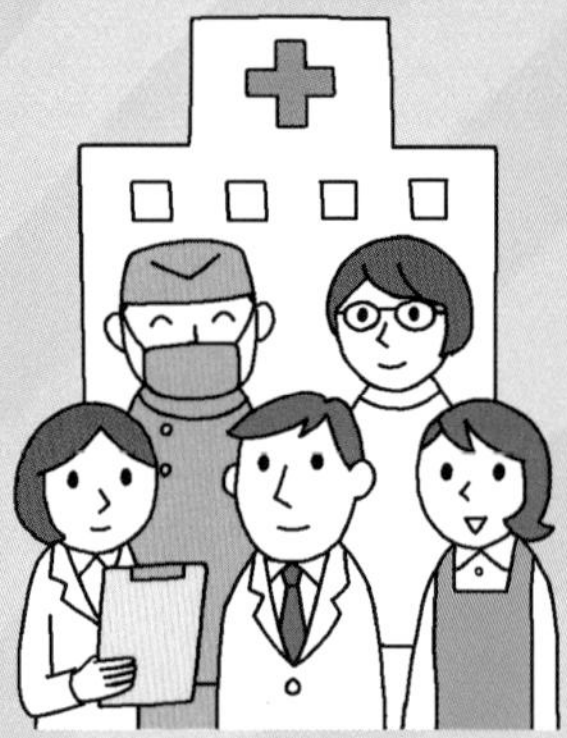

Q　医師の説明がわからないとき、誰に聞けばよいでしょうか？

A　疑問点を整理し、メモを持って再度医師に質問する

急がない場合は、自宅に帰ってからわからないことを整理し、次回の診察日に質問のメモなどを持参して担当医に尋ねましょう。書籍、ウェブサイトなどの信頼できる情報でじっくり調べてから、あらためて疑問点だけメモして質問すると効率的ですし、医師の説明がよりわかりやすくなります。また、医療機関には、病気（各種のがん）のあらましや治療法、副作用対策などの多くの小冊子が準備されているので、それを入手しておき、医師との面談の前に目を通しておくとよいでしょう。

急ぐ場合、あるいは、次回まで待つと、患者さんの心の平穏が保てないようなときは、わからない点をその場で整理してメモして、受付の看護師あるいは事務員に「先生に聞いてみてくださいませんか？」と依頼してみます。

がん診療連携拠点病院の「相談支援センター」では他院の患者さんの疑問に電話などでも答えてくれるので活用しましょう。

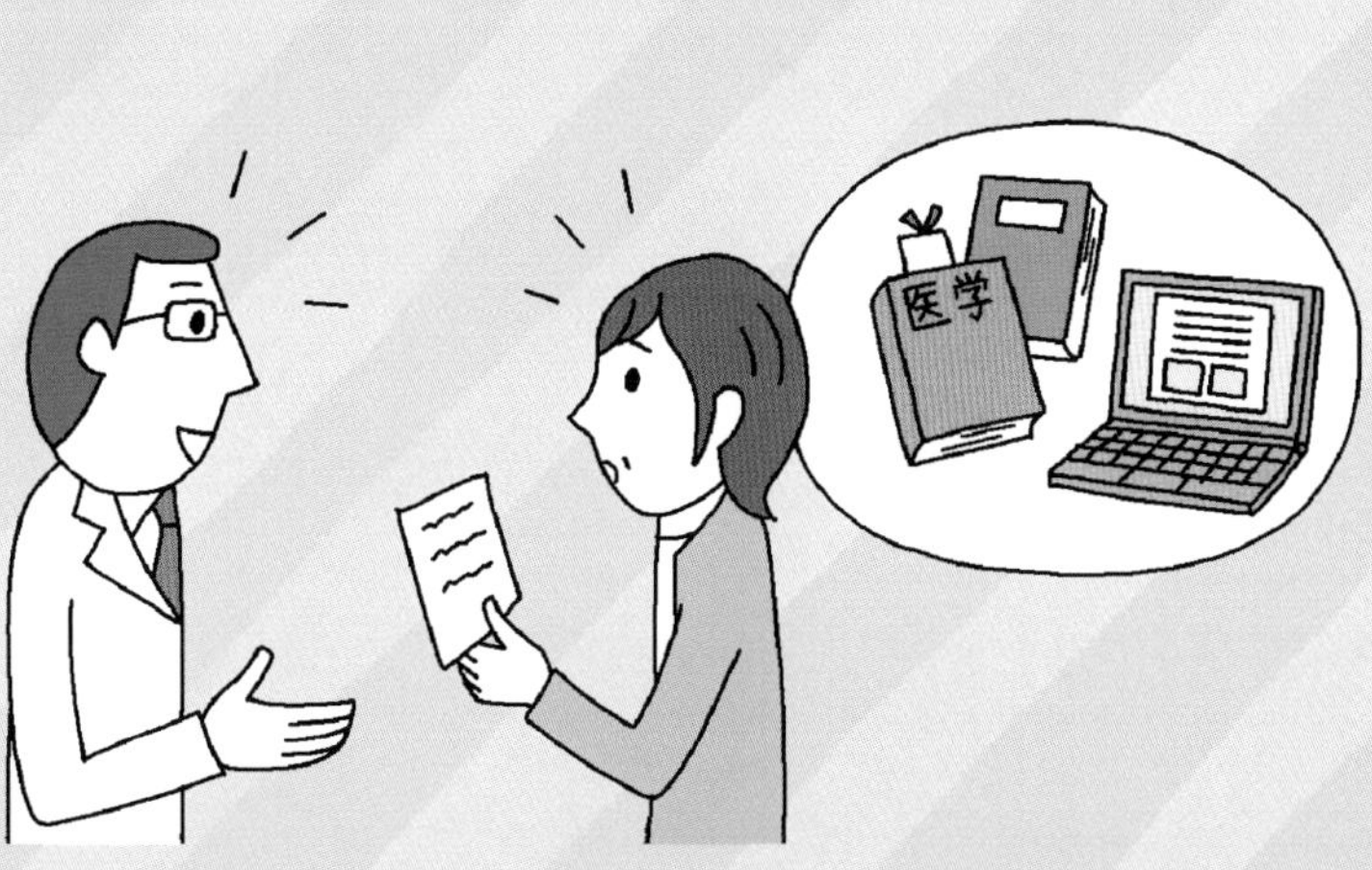

Q 医師が若くて頼りない感じがするのですが……

A 医師個人より、担当科の経験件数などを判断材料に

医師の印象と医療技術は必ずしも一致しない

がんの診療は日進月歩なので、若くても情報をしっかり持っていれば、遜色《そんしょく》はありません。年配の医師でも、話し方が頼りない、あるいはあまり丁寧でない医師がいることもあります。しかし、人当たりのよさと技術を比べれば、がんを治すという観点からは技術を取りたいと思います。

大学などの医療機関から若い医師が派遣され、短期に出張していることがありますし、経験の浅い医師はベストではないかもしれません。それでも、今はチーム医療の時代なので、その医師だけではなく、責任ある医師のもとで診療が行われます。

ですから、目の前の医師一人の印象で判断することはあまり意味がなく、その医療機関の担当科の経験件数などを主要な判断材料にするほうがよいでしょう。

3年間若い主治医にかかった後、転院を考えているとき

一人の患者さんを3年間、経験の浅い若い医師が診てきたとします。もし、その患者さんががんセンターやがん診療連携拠点病院に転院しようとしている場合の判断として、私は、次のように話しています。

①比較的診療件数が多いがんの場合は、その患者さんのことをずっと見てきた若い医師の「その患者さんについての経験」を重視しましょう。

②そのがんが非常にまれながんで、若い医師にほとんど経験がなく、病状が思わしくないような場合は、経験豊富な医療機関に転院するほうがよいでしょう。

Q 家族が治療方針に納得できないときは？親（患者）は納得しています

A 担当医にもう一度確認し、必要ならセカンドオピニオンを求める

親が治療方針に納得している場合、次の二つのケースが考えられます。

一つは、医師の説明を受け、それを理解して納得している場合です。もう一つは、治療方針の内容ではなく、「○○先生に悪いから、先生が提案する治療を受けよう」などと担当医への遠慮から承諾している場合です。

まず、親御さんにどちらなのかを確認する必要があります。最近では、「先生に悪いから」ということは、あまり考えなくてよいと伝えていただいてもよいでしょう。

いずれの場合でも、患者さんが理解していないようなときは、よく話し合ったうえで、担当医に確認し、必要に応じてセカンドオピニオンを求めることになります。医師にとっては書類を整える手間暇がかかるため、忙しい中、「喜んで手続きしましょう」というわけにはいかないかもしれません。しかし、患者さんにとっては命に関わることなので勇気を持って要望することが必要です。

近年、セカンドオピニオンが普及し、求められた場合、医師は拒否をしてはならないので、積極的に対応することが一般的になっています。ただ、医師が「自分を信用しないのか」と感じる場合もあり、その後、気まずくなることもまったくないわけではありません。そこで、要望する場合には、「患者の権利だ」といった高飛車な態度ではなく、担当医の気持ちも考えながら依頼するようにしてください。

なお、民間療法中心の医療機関にセカンドオピニオンを依頼することは避けねばなりません。

Q 医師が治療方針を迷っているようで、患者本人が決めるようにと言われましたが……

A 医師に「先生のご家族なら どうしますか?」と尋ねるのも一案

次の①②のように、医師として積極的な選択ができない場合、患者さんに選択を委《ゆだ》ねることがあります。

①二つの治療法があり、一つは間違いなく治すことができるが、患者さんの負担がある場合やその患者さんの生き方に関わるような場合（たとえば、乳がんで温存療法か全摘術を選択せねばならないときなど）

②進行したがんで治すことが難しくなり、患者さんの生き方に基づいて決定したほうがよい場合（たとえば、標準的な抗がん剤治療の選択肢が尽き緩和医療に移るか、効果のほどは定かではない実験的な抗がん剤治療を受けるか選択しなければならない場合。後者では、よくなる可能性とすぐに命を落とす可能性がある）

このような場合、「医師が決められない」ものを患者が決められない」とよく言われますが、医師と患者の協働作業としてどれかを選択しなければなりません。

医師の意見を知りたいときは、「もし、先生のご家族だったらどうしますか?」という聞き方をしてもよいでしょう。医師がどちらかをベターと考えていれば回答が得られる場合がありますが、①②のような場合は医師でも難しい判断になり、決められないことが多いのです。

Q

再発したので、延命を目指す薬物療法を始めると言われました。効果があるのでしょうか？

A

薬物療法でよい状態が続くことも。新薬も選択肢の一つになる

効果があれば延命に期待できる

再発治療の場合でも、薬物療法が著効《ちょこう》を示して、がんが縮小し、長期間、安定した状態が続くこともよく経験します。がんによる症状が、薬剤投与で改善されることも重要な利点です。再発時の薬物療法では、がんが縮小あるいは消失すれば、例外はあるものの延命効果が期待できます。

しかし、薬物療法でまったく効果がなく、副作用だけが目立ち、患者さんにとって不利益しかなかったということも少なくありません。

がん薬物療法で有効性が認められる割合は、がんの種類や投与する薬剤の組み合わせによって異なりますが、総じて言えば、2～3割から6～7割程度の有効率が一般的です。

医師は、標準治療かそれに準じる薬剤の組み合わせであれば、一定の割合で患者さんにとっての利益が期待されるため、投与を勧めることが多いといえます。

効果が期待できない場合は、緩和ケアも選択肢に

効果があまり期待できない薬剤しか残っておらず、延命につながる可能性もあるとはいえ、副作用だけが出現し、余命を短くしてしまう可能性が大きいと判断した場合には、がん薬物療法を中止し、がんによる症

状をやわらげる緩和ケアを選択肢として提示することが多くなります。この場合、医師は、がん薬物療法により患者に不利益を与える可能性と、がん薬物療法を中止することで、延命を図る手立てをすべて絶つという重い選択の分かれ道に立たされます。

　そして、患者さんや家族に、どちらを選択するかを問うことになります。しかし、患者さんや家族は、医師にも決められないことを自分が決めることはできないという思いに駆られることも多いものです。結果として、少しでも延命の可能性が残されているのなら、という心境で、効果があまり期待できないがん薬物療法を選択することが多いようです。あるいは、この段階で民間療法に頼ろうとする患者さんや家族も少なくありません。

　がん薬物療法を実施する前に、その薬剤が、その患者さんに有効か否かを予測するため、さまざまな指標を検討し、効果が期待できる患者さんと、できない患者さんを区別する試みが進められています。ただ、最終的には、がん薬物療法後に、効果を判定し、長期間の持続効果を見た時点で、有効であったのか否かの最終判断が下されます。

「新薬の臨床試験」も考慮する

　がん薬物療法の効果が期待できなくなった段階での、もう一つの選択肢は、新薬の臨床試験で実施可能なものがあれば、それを試みるという方法です。承認前の新薬は、結果的に効果がないことや、副作用が強いことなど、すでに承認されている薬剤より危険があり、不利益が大きい可能性を常に考慮しなければなりません。

　ただ、新薬の効果があまり期待できなかった一昔前と異なり、近年では、分子標的薬や免疫治療薬のような有効性が高く、副作用が少ない薬剤が開発され、臨床試験として試されている例が増えています。以前に比べれば、新薬の臨床試験を受けることで利益を得ることが期待できるようになっているので、担当医から十分な説明を受けて、納得できれば、新薬の臨床試験に参加することは考慮に値します。

Q 緩和ケアへの移行を勧められました。まだ、元気なのに……

A 抗がん剤治療より、緩和ケアを受けて苦痛なく過ごすことで、余命が延びることも

がんが再発し、標準治療がある程度効果を上げたものの、再びがんが悪化し、これ以上の抗がん治療はかえって寿命を縮めると医師が判断した場合、緩和ケアが勧められます。この段階では、患者さんは一見元気で、身の回りのことは普通にできることが多いため、患者さんも家族も「まだ諦めたくない」と思うでしょう。しかし、緩和ケアを受けながら、生活の質を維持し、苦痛のない時間を長く過ごす患者さんも少なくありません。

標準治療が尽き、新薬も見当たらず、緩和医療に移りましょうと言われた患者さんの多くが、他の治療法を探そうとします。このときに、がん難民が生じることが多くなり、時には、民間療法を求め、高い費用や副作用で苦しむこともあります。

がんのための苦痛が強くなり、立ち居振る舞いもできなくなってしまったようなときには、終末期緩和ケアを選択することで、苦痛を減らせます。現代の緩和医療は、強い疼痛や呼吸困難、全身倦怠感等の症状をかなり改善させることができます。

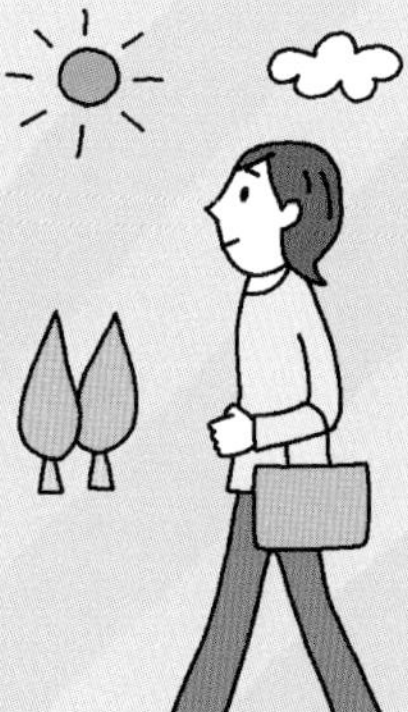

Q これ以上、治療法がないと言われました。諦めるしかないのでしょうか？

A 専門病院のセカンドオピニオンを受けてみる

今かかっている医療機関ががんの専門病院でない場合は、専門病院のセカンドオピニオンを受けてみるとよいでしょう。一般病院では不可能と判断された治療法が、わずかではあっても可能になる場合があります。

がん細胞を攻撃する抗がん治療（手術、放射線、薬物療法）の可能性がゼロではないけれども、自分の医療機関では不可能と担当医が考えている場合、専門病院では2割程度が手術やその他の治療が実施可能と判断されるように思います。ただし、手術などの治療が可能であることとがんが治ることとは別の問題。その点はよく理解する必要があります。

また、患者さんのがん治療に関連した臨床試験がタイミングよく行われている時期なら、新しい薬剤などを試みるチャンスが出てくることもあります。担当医に臨床試験が行われていないか聞いてみるとよいでしょう。ただ、新薬の効果や副作用を調べる臨床試験では、普通、新薬を使うグループと使わないグループ、既存薬を使うグループなどのうち、どのグループに入るか、患者さん自身は選べないことが多く、また、新薬が使えたとしても、効果が得られないことも、副作用が出ることもあります。患者さんが参加を希望する場合はよく説明を聞いてからにしましょう。

Q 親（患者）が医療スタッフに不信感を持っています。家族は、板ばさみになり、困っています

A 患者さんの立場に立って対応するのが基本。病棟の看護師長に相談するのもお勧め

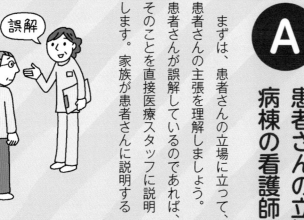

まずは、患者さんの立場に立って、患者さんの主張を理解しましょう。患者さんが誤解しているのであれば、そのことを直接医療スタッフに説明します。家族が患者さんに説明するより、医療スタッフが患者さんに説明するほうが、誤解を解きやすいものです。

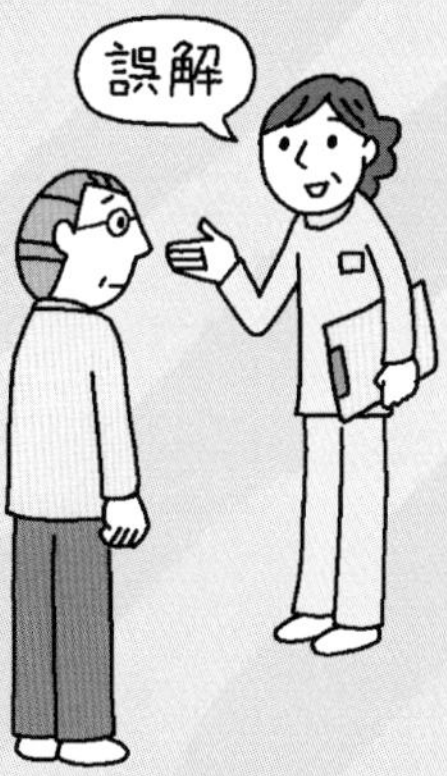

患者さんが入院中なら、一般の看護師や担当医に直接ではなく、病棟の看護師長に相談することもお勧めです。経験豊富なので、患者さんや家族の誤解を解いてくれることもありますし、医療スタッフ側に問題があれば、担当医や担当看護師よりは適切な対応をとって解決に導く可能性が高いと思います。

うまくいかない場合は、「がん診療連携拠点病院」であれば、「相談支援センター」などに相談するのがよいでしょう。

ここで大切なことは、患者さんが孤立しないように、可能な限り、患者さんの側に立って対応し、明らかに患者さんの側に問題があれば、医療スタッフの協力を得て、誤解を解くようにすることです。

Q 親族を集めるタイミングは？

A 形式より心が大事。元気なうちにお見舞いしてもらう

「終末期で最期に会わせるため」であれば、個々の患者さんと親族の関係で決まるもので、医療上の決まりはありません。

ただ、患者さん本人が望んでいるのかどうか、また、患者さんの意識があるうちに親族が集まることで、「もう死期が近いのか」という不安をかき立てることにならないかといった点にも配慮が必要です。ケース・バイ・ケースで考えていただきたいと思います。

むしろ、終末期が近づいてきたときは、元気なうちに、いろいろな機会にお見舞いというかたちで会ってもらうことが望ましいでしょう。担当医から「会わせたい方はいますか？」と聞かれることもあります。その場合は、残りの日々が少なくなってきた、と医師が判断していると考えられます。

昔は、地域によって、親族の長老のような人に会わせる習わしがあり、家族が悩むことがありましたが、今では少なくなっています。あくまでも患者さんが大切という観点が強くなったからでしょう。地方ではまだそのような形式的な習慣が重要視されることがありますが、医療スタッフとしてはあまり勧められません。ただし、その家族にとって重要なことであるなら、家族で判断していただくことになります。

本当に患者さんのことを心配し、さまざまな場面で励ましてきたような人たちには、患者さんの同意を得たうえで、形式にはとらわれずにいろいろな機会に会ってもらうべきだと思います。

第６章

がん治療にかかる医療費

●医療費の支払い

「高額療養費制度」の活用で自己負担額が大幅に減額できる

がん治療には、高額な医療費がかかることが多い

がん治療を受ける患者さんや家族にとって、医療費は大きな負担になります。そこで、医療費の支払いの仕組みや、負担を軽くする制度を知っておくとよいでしょう。

がん治療にかかる医療費は、健康保険の対象となる費用（保険診療による治療費、薬剤代など）と、保険対象外の費用（入院時の食事代、差額ベッド代、先進医療費、交通費など）に分かれます。保険診療分の医療費は、年齢や収入に応じて1～3割が自己負担となり、保険対象外の費用は全額自己負担になります。

健康保険の対象となるがん医療費（10割分）は、1カ月に200～300万円程度です。がんの種類や治療法によっては1カ月で1000万円を超える場合もあります。この場合、自己負担額は1～3割とはいえ相当な高額になり、保険対象外の実費も加わるといっそう家計を圧迫します。入院の場合は毎月末、外来なら受診日ごとの支払いまでに多額の費用を用意しなければなりません。

このような高額の自己負担を軽くする仕組みが「高額療養費制度」です。

高額療養費制度

高額療養費制度は、医療機関や薬局の窓口で1カ月（月初～月末）に支払う医療費（1～3割）が、一定の上限（自己負担限度額という）を超えた場合、差額が支給される制度です。医療費の支払い後に手続きして、後日差額の払い戻しを受ける方法もありますが、治療前に手続きを済ませておくと、差額返還ではなく、医療機関の請求時点で減額されます。

高額療養費制度で患者支払いの一部が戻ってくる

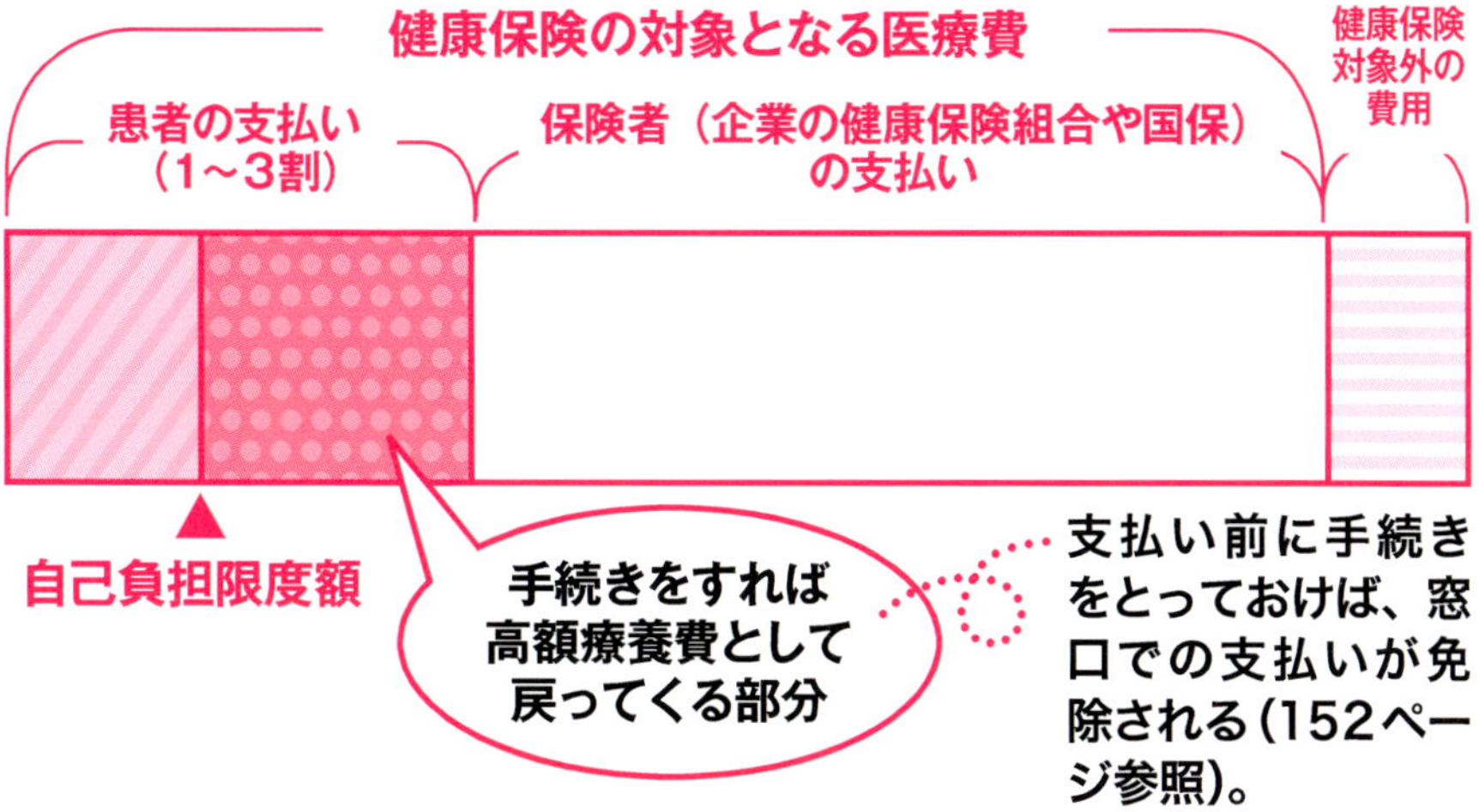

高額療養費制度を利用するために必要な情報

患者さんの年齢は？

□70歳未満→148ページ
□70歳以上→149ページ

患者さんの年収は？

約□万円

手続きは、患者さんが加入している健康保険の担当課（健康保険証に記載）で行います（１５２ページ参照）。

対象となる医療費は、健康保険が適用される治療費や薬剤費等で、保険適用外の差額ベッド代や先進医療費は含まれません。

「自己負担限度額」は患者さんの年齢（70歳未満か、70歳以上か）と所得額に応じて決まります（１４８、１４９ページの表１表２の該当欄の金額）。年収７７０万円以下の会社員なら、保険診療分の医療費（10割）がひと月に２００～３００万円でも、自己負担額はおおむね10万円前後でおさまります。

表1　70歳未満の自己負担限度額の算出方法

所得区分	ひと月あたりの自己負担限度額（世帯ごと）	多数回該当の４回目以降
❶年収約１１６０万円～ 健保：標準報酬月額 83万円以上 国保：基礎控除後の所得 901万円超	25万2600円 ＋ （医療費－84万2000円） ×1％	14万100円
❷年収約７７０万円～約１１６０万円 健保：標準報酬月額 53万円～83万円未満 国保：基礎控除後の所得 600万円超～901万円	16万7400円 ＋ （医療費－55万8000円） ×1％	9万3000円
❸年収約３７０万円～約７７０万円 健保：標準報酬 月額28万円～53万円未満 国保：基礎控除後の所得 210万円超～600万円	8万100円 ＋ （医療費－26万7000円） ×1％	4万4400円
❹年収約３７０万円まで 健保：標準報酬月額28万円未満 国保：基礎控除後の所得 210万円以下	5万7600円	4万4400円
❺住民税非課税	3万5400円	2万4600円

★健保（健康保険組合、全国健康保険協会など）は標準報酬月額、国保（国民健康保険）は同一世帯の加入者の基礎控除後の所得を合算し所得区分の基準にします。「基礎控除後の所得」とは<前年の総所得金額（総収入－必要経費）－基礎控除額（33万円）>の金額です。
★右の欄の「多数回該当」とは、１年間に高額療養費の支給を４回以上受ける場合に、４回目からの自己負担限度額が低くなる仕組みです（154ページ参照）。
★健康保険組合によっては、付加給付を上乗せする場合もあります。

支払い例１

● Aさん（65歳・年収400万円・３割負担）…表１の❸に該当する

健康保険の対象となる医療費（治療費、薬剤代など）150万円

患者の支払い（3割）45万円	保険者（企業の健康保険組合や国保）の支払い（7割）105万円	健康保険対象外の医療費（差額ベッド代など）30万円

↓

高額療養費制度を申請

自己負担限度額　8万100円＋（150万円－26万7000円）×1％＝9万2430円

高額療養費の支給（払い戻し）は　45万円－9万2430円＝35万7570円

Aさんの最終的な支払いは　9万2430円＋30万円＝39万2430円

表2　70歳以上の自己負担限度額の算出方法

所得区分		ひと月あたりの自己負担限度額＜外来＋入院＞（世帯ごと）	多数回該当（4回目以降）	＜外来のみ＞（個人ごと）
現役並み　窓口負担3割の方	**❶現役並みⅢ** 年収約1160万円～ 標準報酬月額83万円以上 年間課税所得690万円以上	25万2600円+（医療費－84万2000円）×1%	14万100円	
	❷現役並みⅡ 年収約770万円～1160万円 標準報酬月額53万円以上 年間課税所得380万円以上	16万7400円+（医療費－55万8000円）×1%	9万3000円	
	❸現役並みⅠ 年収約370万円～約770万円 標準報酬月額28万円以上 年間課税所得145万円以上	8万100円+（医療費－26万7000円）×1%	4万4400円	
一般	**❹年収約156万円～約370万円** 標準報酬月額26万円以下 年間課税所得145万円未満	5万7600円	4万4400円	1万8000円（年14万4000円）
住民税非課税	**❺住民税非課税世帯Ⅱ** （❻以外の方）	2万4600円		8000円
	❻住民税非課税世帯Ⅰ （年金収入80万円以下など）	1万5000円		8000円

★国保の「年間課税所得」は、所得が最も高い方の前年の収入から、必要経費、地方税法上の各種控除、基礎控除を差し引いた金額です。
★70歳以上の一般、住民税非課税の場合は、「外来のみ」の上限額も設けられています。
★75歳以上（後期高齢者）の方は、診療月から最短で4カ月後に広域連合から申請書が届くので、市区町村の担当窓口に提出します。次回以降は自動的に振り込まれます。

支払い例2

● Bさん（80歳・一般・1割負担）…表2の❹に該当する

健康保険の対象となる医療費（治療費、薬剤代など）**150万円**

患者の支払い（1割）15万円	保険者（企業の健康保険組合や国保）の支払い（9割）135万円	健康保険対象外の医療費（差額ベッド代など）30万円

↓

高額療養費制度を申請

自己負担限度額　5万7600円

高額療養費の支給（払い戻し）は　15万円－5万7600円＝9万2400円

Bさんの最終的な支払いは　5万7600円＋30万円＝35万7600円

実際の支払い例＝自己負担がここまで軽くなる

では、実際の医療費の支払い例を見てみましょう（１４８～１４９ページの支払い例１、支払い例２参照）。

国内で同じ内容の治療を受けた場合は、がんセンターでも大学病院でも一般の病院でも、医療費はほぼ同額になります。

がんの手術を受けたＡさん（65歳・3割負担）とＢさん（80歳・1割負担）。同じ月の間に2週間入院し、同じ手術を受けたので、保険適用の医療費の総額は１５０万円でした。このうち患者さんの自己負担額は、Ａさんが3割負担で45万円、Ｂさんは1割負担で15万円ですが、高額療養費制度を利用することにより、Ａさんが9万２４３０円、Ｂさんが5万７６０0円に減額できました。差額ベッド代など保険適用外の費用の30万円を合わせた最終的な支払額は、Ａさんが39万２４３０円、Ｂさんが35万７６００円になりました。

このように、高額療養費制度を利用すれば、高額ながんの医療費でも、保険対象部分の支払い額を大幅に減らすことができるのです。

高額療養費は、一部を除き患者さんや家族が申請するのが基本です。この制度があることを知らずに放置し、高額な医療費を払っている患者さんもいるので、手続きを忘れずに有効に活用しましょう。（手続きの方法は、１５１ページ～参照）

※高額療養費制度はかなり頻繁に変更されるので、実際に利用する場合は、病院の医事課や保険者に確認することをお勧めします。

健康保険の基礎知識1
差額ベッド代と食事代は患者さんの自己負担に

がん治療にかかる医療費のうち、「手術」「放射線治療」「薬物療法」「検査費用」「入院費用」などの多くの部分に健康保険が使えますが、「差額ベッド代」や「食事代」には健康保険が適用されず、患者さんが実費を支払わなければなりません。

このほか、「特殊な診療技術（保険で認可されていない特殊な薬剤、一部のロボット支援手術や、粒子線治療）」、「人間ドック」「治療に必要な日用品費」「診断書」「通院のための交通費」「患者さん自身の希望で用いる民間療法・代替医療」なども健康保険の適用になりません。高額療養費制度の対象となるのは、「健康保険が適用になる医療費」のみです。

高額療養費の申請手続き

高額療養費の申請後、約3カ月で超過分の払い戻しが受けられる

医療機関の窓口でいったん請求額を全額支払った方は、加入している健康保険の担当窓口で、「高額療養費の支給申請書」を発行してもらい、提出または郵送します。申請後およそ3カ月程度で、自己負担限度額を超えた差額が払い戻されます。

支給申請書には、氏名、住所、健康保険の記号番号、医療費の自己負担額、振込口座などを記入します。病院や薬局の領収書などの書類の添付が必要な場合もあります。

加入している健康保険によっては、申請の案内を送付してくれるところもあります。75歳以上の後期高齢者は、広域連合から送付された支給申請書に記入して手続きします。2回目以降は自動的に振り込まれます。

患者さんが扶養家族の場合や70歳未満と70歳以上の世帯などは計算が複雑になりますから担当課に問い合わせてください。

申請のポイント

●1つの医療機関の支払いが自己負担限度額に達していなくても、同じ月の複数の医療機関や薬局の領収書（70歳未満の場合は、1カ月あたりの自己負担額がそれぞれ2万1000円以上必要）を合算して申請することができます。

●医療費は月初めから月末までの月単位で計算されます。月をまたいで入院した場合は、月末で区切り、翌月分は別途計算します。

健康保険の基礎知識2

健康保険証に記載してある「保険者」を確認しておこう

「公的医療（健康）保険」の組合には、企業が中心の「健康保険組合」「全国健康保険協会（協会けんぽ）」、公務員が対象の「共済組合」、市区町村が運営する「国民健康保険組合」、75歳以上の高齢者を対象とした各都道府県の「後期高齢者医療広域連合」などがあります。

サービスの内容は、それぞれの保険組合によって異なるので、健康保険証に記載されている保険者名を確認しておきましょう。

「高額療養費」などの手続きも、それぞれの保険組合、または市区町村などの担当窓口で行います。高額療養費についての疑問点は、それぞれの担当窓口に問い合わせてください。

「限度額適用認定証」の提示で窓口での支払いを軽減できる

入院・手術の前に「限度額適用認定証」を取得し、窓口負担を大幅減に

高額療養費制度では、申請すれば後から金額が戻ってくるとはいえ、一時的に大きな負担になります。そこで窓口での支払い額を軽くするための手続きが用意されています。

がんの手術や入院、外来通院などで、医療費が高額になることが予想される場合は、事前に、加入している健康保険の担当課で「限度額適用認定証」または「限度額認定・標準負担額減額認定証」を発行してもらいます。「認定証」には所得区分が記載されているため、入院時や治療前に、健康保険証とともに医療機関の窓口に提示すれば、支払額を「自己負担限度額」までにとどめることができます。

入院や手術、通院による放射線治療や抗がん剤治療を受けることが決まったらすぐに、この手続きをしておくと、窓口負担が軽減できて便利です。手続きは、年齢や所得区分に

健康保険の基礎知識3

「保険診療」＋「自由診療」＝全額自己負担の「混合診療」に

健康保険の対象となる診療は「保険診療」、保険対象外の診療は「自由診療」と呼ばれています。

保険診療と自由診療を同時に行うと「混合診療」となり、全額自己負担となるので注意が必要です。

たとえば、入院中に、保険対象外の薬剤を自費で使用すると、通常なら保険が適用される検査費用や、その他の薬剤などを含めて全額を自己負担しなければなりません。

ただし、厚生労働省の「先進医療制度」で認定されている新しい治療技術の場合には、治療費自体は全額が患者さんの自己負担となりますが、入院費や検査費用には保険が適用されます。

健康保険が適用されない治療や入

よって異なります。

手続きが必要なのは、70歳未満の方は全員、70歳以上の方は、149ページの表2のうち、②③の「現役並みⅠ、Ⅱ（年収約370万円〜約1160万円）」の方と、⑤⑥の「住民税非課税Ⅰ、Ⅱ」の方です。手続きには保険証、本人確認書類、マイナンバー関係書類等が必要です。

70歳以上の方は手続きなしですむ場合もある

一方、70歳以上でも、149ページの表2のうち、①の「現役並みⅢ（年収約1160万円以上）」と④の「一般（年収約156万円〜約370万円）」の方は「限度額適用認定証」の申請手続きは必要なく、認定証は発行されません。

70〜74歳なら健康保険証と「高齢受給者証」を、75歳以上なら「後期高齢者医療被保険者証」を医療機関の窓口で提示すれば、自動的に自己負担限度額までの支払いですみます。

なおサラリーマンの扶養家族となっている妻の場合は、夫の所得区分に応じた自己負担限度額が適用され、夫に準じた手続きを行います。一方、夫とは別の健康保険に加入している妻の場合は、妻の所得区分と年齢に応じて手続きします。

外来診療の場合の医療費支払い

通院して薬物療法や放射線治療などの外来診療（保険適用分）を受け、医療費が高額になった場合も、高額療養費制度の対象になります。後から申請して払い戻してもらうか、「限度額適用認定証」を利用して窓口負担を軽くすることができます。

70歳以上で所得区分が「一般」または「住民税非課税」の場合は、外来のみ（個人ごと）の自己負担限度額がひと月8000円〜1万8000円に設定され、この上限額を超えた分が戻ってきます。（149ページ参照）

また、外来診療の費用が自己負担限度額に達していない場合は、年齢にかかわらず、いったん1〜3割の

院費用などについては、病院の医師や事務職員から説明があるはずですが、気になる項目があれば、その都度「健康保険でカバーされますか」と確認するとよいでしょう。

自己負担額を窓口で支払い、後から同じ月の入院費や処方箋薬局の費用等と合算して申請すると、後日、自己負担限度額との差額を払い戻してもらうことができます。

入院、外来、医科、歯科、薬局、それぞれの医療費は扱いが異なり、計算と支払いは別々に行いますが、これらの領収書をひと月ごとに合算した金額が自己負担限度額を超えている場合は、高額療養費の支給申請により払い戻しを受けられます（70歳未満の場合は、医療機関ごとの入院、外来が、それぞれひと月に2万1000円以上あることが条件です。処方箋により調剤薬局で支払った薬剤費は、発行した医療機関の負担額と合算できます）

高額療養費制度を年4回以上利用するとさらに減額に

高額療養費制度には、さらに自己負担を減らせる「多数回該当」「世帯合算」という仕組みもあります。

〈多数回該当〉

1年以内に3回以上、高額療養費制度の対象となった場合、4回目からは、自己負担限度額が「多数回該当」の金額に引き下げられます（148～149ページ参照）。

〈世帯合算〉

1人1回分の窓口負担では高額療養費の支給対象にならない場合でも、同じ医療保険に加入している複数の方が同じ月に医療機関や薬局に支払った医療費を合算することができます。その金額が自己負担限度額を超えた場合、申請により超過分が支給されます。70歳未満では、それぞれの窓口負担が1回2万1000円以上、70歳以上の場合は、窓口負担の金額にかかわらず合算できます。

なお、医療保険でいう「同一世帯」とは、同じ医療保険に加入する家族をさし、同居かどうかは問いません。一方、健康保険に加入しているサラリーマンと、別の健康保険に加入している共働きの妻や、後期高齢者医療制度に加入している75歳以上の方は、医療保険が異なるため、同居していても合算はできません。

高額療養費の貸付制度が利用できる保険組合も

一部の市区町村や企業の健康保険組合では、医療費の一時払いが困難なときのために、高額療養費の貸付制度を設けています。高額療養費が払い戻されるまでの間、払い戻し金額の8割相当額を無利子で貸し付ける制度です。

高額療養費制度の申告を忘れたら

治療を受けた患者さんがもし、高額療養費制度の手続きを忘れていても、2年間はさかのぼって申請できますから、加入している健康保険の担当窓口に問い合わせてみましょう。

医療費の支払いや制度について知りたいときは、病院の医事課やソーシャルワーカー（社会福祉士）に相談することをお勧めします。医療費に関する制度は、複雑なうえに短期間で変更されるので、最新の情報を得ておくとよいでしょう。詳細は病院の窓口や医療相談窓口、健康保険組合や市区町村の担当課に問い合わせてみてください。

民間の医療保険やがん保険も賢く使う

公的な医療保険のほかに、民間の医療保険やがん保険に加入している方は、約款や契約書などをよく読んで、どんな場合に給付金が出るのか、また受取額や手続きなども確認しておきましょう。入院や治療が決まったら、保険証券などの必要な書類を準備しておくと、医療スタッフに依頼する場合にも便利です。

保険を請求する場合、通常は医師の診断書（有料。1通ごとに500 0〜1万円程度）、または治療を受けたことがわかる内訳書、領収書などの書類が必要になります。請求し忘れたときも、5年前までさかのぼって請求できることがあります。

「医療費控除」を利用して税金の負担を軽くする

所得税や住民税を支払っている方や、源泉徴収されている方は「確定申告」をすると、医療費控除を受けられる可能性があります。

医療費控除とは、生計を一つにしている家族全員が、1年間に支払った医療費（入院、手術、治療の費用、医薬品、訪問看護ステーションなどへの支払い、通院費用などの自己負担分）の総額が10万円を超えた場合（または、年間の総所得金額〈1年間の収入から必要経費を引いた金額〉が200万円未満の人は、医療費が総所得金額の5%を超えた場合）は、翌年、確定申告を行うと、超えた分が所得から差し引かれ、税金が一部戻ってくる制度です。

控除の対象となる医療費にはさまざまな規定があり、高額療養費や民間保険の給付金などは総額から差し引いて申告します。

手続きには、確定申告書に必要事項を記入して捺印し、源泉徴収票、「医療費控除の明細書（支払先と金額をリストにする）」、各種保険金等の書類を添えて、税務署に提出します（インターネットでも提出可能）。

領収書を添付する必要はありませんが、5年間は保管してください。申告を忘れていても、過去5年間分についてはさかのぼって申告できます。

暮らしを守る地域の医療福祉サービス

静岡がんセンターが情報公開

居住する市区町村が提供する公的な医療福祉サービスを知っておくと、いざというときに役立ちます。たとえば、在宅療養の支援（訪問看護、電動車椅子の貸与など）や、入院時の子育て支援（乳幼児の一時保育など）など、一般の方にはあまり知られていないサービスもあります。

静岡県の市町については、情報を冊子やインターネット上で公開し、また、病院、診療所、訪問看護ステーション、薬局、市町の担当者、地域の保健所などに情報提供しています。サービスを求める方が電話1本で相談できるように、担当窓口の電話番号も公表しています。

自治体によって、サービスの内容や名称はさまざまです。母子家庭への支援制度、生活保護制度など、さまざまな制度や医療福祉サービスが用意されています。暮らしの困りごとがあれば、居住している市区町村にサービスの有無を問い合わせるか、病院の医療相談窓口などで相談してみてください。

第7章

家族ができること
～治療に伴う注意事項

●治療直前の家族の心構え

治療法を理解して、患者さんに伴走する

ここで改めて、家族の役割が重要になる場面と対処法を、治療開始から診療プロセスに沿ってまとめてみました。すでに触れていることがらもありますが、大事なことはあえてくり返しています。

積極的にがんを叩く「抗がん治療」は、手術、放射線治療、薬物療法が主要な柱となり、単独または、いずれかの組み合わせで行われます（3章参照）。

治療の詳細は、医療スタッフから説明されるので、家族もそれを理解することが大切です。内容が難しい場合は、医療スタッフに尋ねる、がん診療連携拠点病院の「相談支援センター」を活用する、医療機関配付の説明書を入手するなど、いろいろな方法があります。手術で入院する場合は、周囲に医師・看護師などの医療スタッフがいるので、わからないこと、困ったことをリアルタイムで質問できます。

インフォームド・コンセントのあとなどに、家族にも手術などの承諾書への署名を求められることがあります。内容の理解に努め、不明なところがあれば医師に確認してから署名しましょう。

副作用対策の説明が追いつかない現状もある

近年では、がんの手術前後に放射線治療やがん薬物療法を追加する「術前・術後補助療法」が一般化しています（3章参照）。

手術や放射線治療は、どの患者さんにもほぼ同じ様式で行われ、合併症、副作用、後遺症も十分に把握されています。そのため、適切な情報提供が行われ、患者さんや家族にも

理解していただけることが多いものです。

しかし、がん薬物療法に関しては、がんの種類によって用いる薬剤が異なり、薬剤によって出現する副作用は多彩で、その表れ方も個人差が大きいものです。また、新薬も次々と数多く登場しているので、医療ス

がん薬物療法の副作用は用いる薬剤によってさまざま

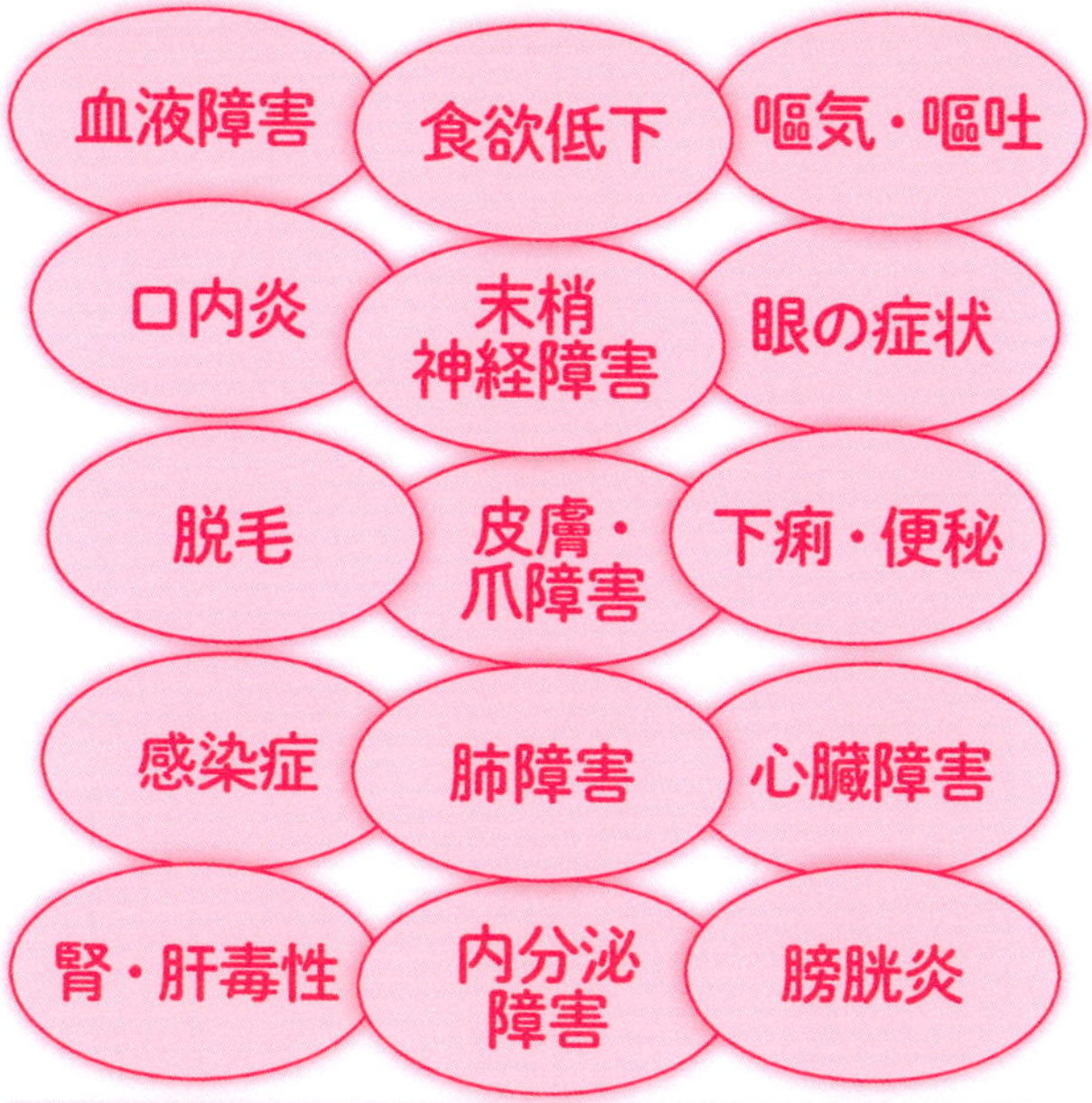

血液障害
食欲低下
嘔気・嘔吐
口内炎
末梢神経障害
眼の症状
脱毛
皮膚・爪障害
下痢・便秘
感染症
肺障害
心臓障害
腎・肝毒性
内分泌障害
膀胱炎

がん薬物療法の副作用については、WEB情報として大鵬薬品との共同運営のsurvivorship.jpと静岡がんセンターのホームページ（25ページ参照）から、それぞれの副作用対策の情報をまとめた各種小冊子をダウンロード可能です。静岡がんセンターの医師・看護師・薬剤師等が協力して作成した、最新の「処方別がん薬物療法説明書」も公開されています（161ページ参照）。

タッフ側の対応も遅れぎみで、副作用の説明を十分にできているとは言えず、患者さんも十分に把握しているとはいえない状況です。さらに、がん薬物療法は外来治療として行われることが多く、副作用が起こっても自宅で対処しなければなりません。

このようながん薬物療法の現状を映すかのように、2013年に、静岡がんセンターが行った「がん体験者の悩みや負担等に関する実態調査」では、2003年時点と比べ、「がん薬物療法の副作用についての悩みや負担」が一気に増え、「がん薬物療法に関わる支援や情報」について求める声が、顕著に増加していました（1章参照）。そこで、がん薬物療法が予定されている場合は、

家族も以下の点に注意を払っていただきたいと思います。

がん薬物療法の副作用をイメージし、命に関わる症状に注意

従来の抗がん剤は、細胞分裂・増殖の活発ながん細胞を攻撃すると同時に、細胞分裂の速い正常細胞にもダメージを与えます。また、近年、開発された新しい薬剤のうち、「分子標的薬」と呼ばれている薬剤は、がん細胞に存在する特定のたんぱく質を標的にしてピンポイントで狙い撃ちするもので、従来の抗がん剤によく見られる副作用は少ないものの、狙ったたんぱく質が皮膚などの他の細胞にも存在する場合に、皮膚障害などの副作用を引き起こすことがあります。

また、免疫治療薬でも特殊な副作用が出現します。

がん薬物療法の副作用は、血液障害、食欲低下・吐き気・嘔吐《おうと》・下痢などの消化器症状、口内炎、味覚・嗅覚異常、眼の症状、脱毛、末梢神経障害、各種感染症、皮膚・爪障害、心臓障害、内分泌障害などが代表的なものです（159ページ参照）。

それぞれ対処法が検討され、予防措置が行われているものもあります。たとえば吐き気対策として、制吐剤を従来の抗がん剤と同時に投与する方法などは一般的になっていますが、多様な副作用の完全な予防は不可能です。患者さんに投与される薬剤ではどのような症状が出やすいかを知り、予防に努め、副作用が出始めたら、早い時期に適切な治療を行わなければなりません。

ここでは、家族の役割が大変重要です。一部の副作用は、適切に対処しないと命に関わることがあります。そこで家族は、患者さんに渡される薬物療法の治療スケジュール、副作用、予防法などの説明書をよく読んでおきましょう。

特に、精神的に混乱していたり、理解力が鈍っている高齢の患者さんなどの場合には、投与される薬剤について患者さんと共に説明を聞き、説明書をよく読み、副作用の概要をイメージします。命に関わる副作用の症状については患者さんと共有し、そのような状態になったときは、すぐに病院に連絡してください。

静岡
がんセンター発

患者さんの理解を助ける「処方別がん薬物療法説明書」をHPで公開!!

URL:https://www.scchr.jp/information-prescription.html

1章で触れたように、静岡がんセンターでは、がん体験者の悩みや負担の全貌を明らかにしてきました。なかでも近年目立つのが、「がん薬物療法」に関する悩みです。

全国調査の「症状・副作用・後遺症」のがん薬物療法に関する悩み・負担の項目の割合は2003年には19.2％でしたが、2013年には、44.3％と大幅に増加しています。

がん薬物療法の悩みが増えた理由としては次の3つが挙げられます。

1. およそ7～8割のがん薬物療法が外来で行われている。副作用の多くが帰宅後に出現するため、患者さんは自ら副作用に対処せねばならない。

2. 分子標的薬や免疫治療薬といった新しい薬が登場し、従来の抗がん剤とは異なる副作用を引き起こしている。

3. 治癒率の向上を目指し、手術前、手術後にがん薬物療法が実施される機会が増え、薬物療法を受ける患者さんが急増している。

静岡がんセンターでもがん薬物療法で治療中の約3700人のうち、約7割が通院治療です。医療者がそばにいない自宅等での体調の変化はまず自分自身で判断する必要があります。そのためには、それぞれのがん薬物療法による副作用の出方や対処法を事前に理解しておくことが大切です。

一般に医療機関では、医師、看護師、薬剤師などが、それぞれの視点で作成した説明書を用いていますが、患者さんにとっては説明用語が異なったり、内容が重複したりしてわかりづらいことが多いようです。そこで静岡がんセンターでは「情報処方」=「患者さんや家族が知りたいこと、知っておくべき情報を的確に提供する」という考え方に基づき、医師、看護師、薬剤師が協力して薬剤の組み合わせ（レジメン）や、病気の種類別に「処方別がん薬物療法説明書」を作成しました。ここでは、がん薬物療法の進め方や副作用への対処法を1冊にまとめてあります。たとえば「オプジーボ療法［胃がん］」など、**現在106冊、83療法**で、静岡がんセンターで実施しているがん薬物療法の4割程度をカバーしています。

「処方別がん薬物療法説明書」は、広く全国の患者さんや医療スタッフにも活用していただけるように、ホームページで公開しています。現在治療中の方、治療予定の方の参考になると思います。

●がん薬物療法の副作用対策

血液障害による感染症、出血などに特に注意

静岡がんセンターでは、これまで、患者さんや家族の視点を重視したがん薬物療法の副作用対策に積極的に取り組んできました。

その中で、患者さんのための情報として、32ページで紹介した静岡がんセンターのホームページ、⑦冊子・電子書籍・動画・リンク一覧のサイトからは、がん薬物療法の副作用である骨髄障害、感染症、口内炎、脱毛、眼の症状、皮膚障害、末梢神経障害などへの対策をまとめた小冊子がダウンロードできます。また、がん薬物療法や各種のがんの治療方針などに関する講演会の動画もご覧いただけます。

同じく、⑧サバイバーシップのサイトには、がん薬物療法の副作用をより見やすい形でまとめ、さらに、「抗がん剤・放射線治療と食事の工夫（女子栄養大学出版部）」を掲載しています。また、161ページで紹介した「処方別がん薬物療法説明書」も患者さん・家族のための副作用対策として準備してきました。これらの情報も参考にしていただきたいと思います。

さて、がん薬物療法の副作用で、命に関わるものは「血液障害」です。血液成分のうち、赤血球が減る「貧血」、白血球の減少によって起きる「感染症」、血小板が減るための「出血傾向」に注意が必要です。

白血球が減ると細菌やウイルスによる感染症に感染しやすくなり、肺炎やインフルエンザなどが悪化してしまいます。人混みなど感染の機会をできるだけ減らし、こまめに手洗いやうがいをして感染を防ぐことが大切です。発熱（38度以上の高熱に

は特に注意）や異常なのどの痛みなど重症感染症の症状が表れたら、速やかに医療スタッフに伝えて指示を仰ぎましょう。

　血小板が減ると、身体をぶつけたときにあざができやすくなったり、大量の消化管出血が出現する危険が増します。特に、便に大量の血液が混じったようなときは、命に関わることがあるので、医療スタッフに伝え、診療を受けなければいけません。

食事の工夫で、食欲不振や吐き気に対処する

■あらかじめ対処法を考えておき、症状に合わせて実行する

　食欲低下や吐き気、味覚異常などが起こった場合、家族が中心となって協力できるのが、「食事の工夫」です。

　投与する薬剤の組み合わせによって、食欲低下・嘔気・嘔吐などの消化器症状が出るケースと、出ないケースがあります。さらに、同じ薬剤を投与しても、副作用が強く出る人、弱いあるいは中等度の人、ほとんど出ない人がいます。このように、症状の表れ方はさまざまですから、あらかじめ対策を考えておき、投与後の症状によって必要な対処をするのが賢明です。

■食事がとれない期間が1、2日なら水分補給、数日なら栄養補給の点滴を

　また、食事をとりにくい時期も知っておくとよいでしょう。

　薬剤投与後、1、2日程度、食事

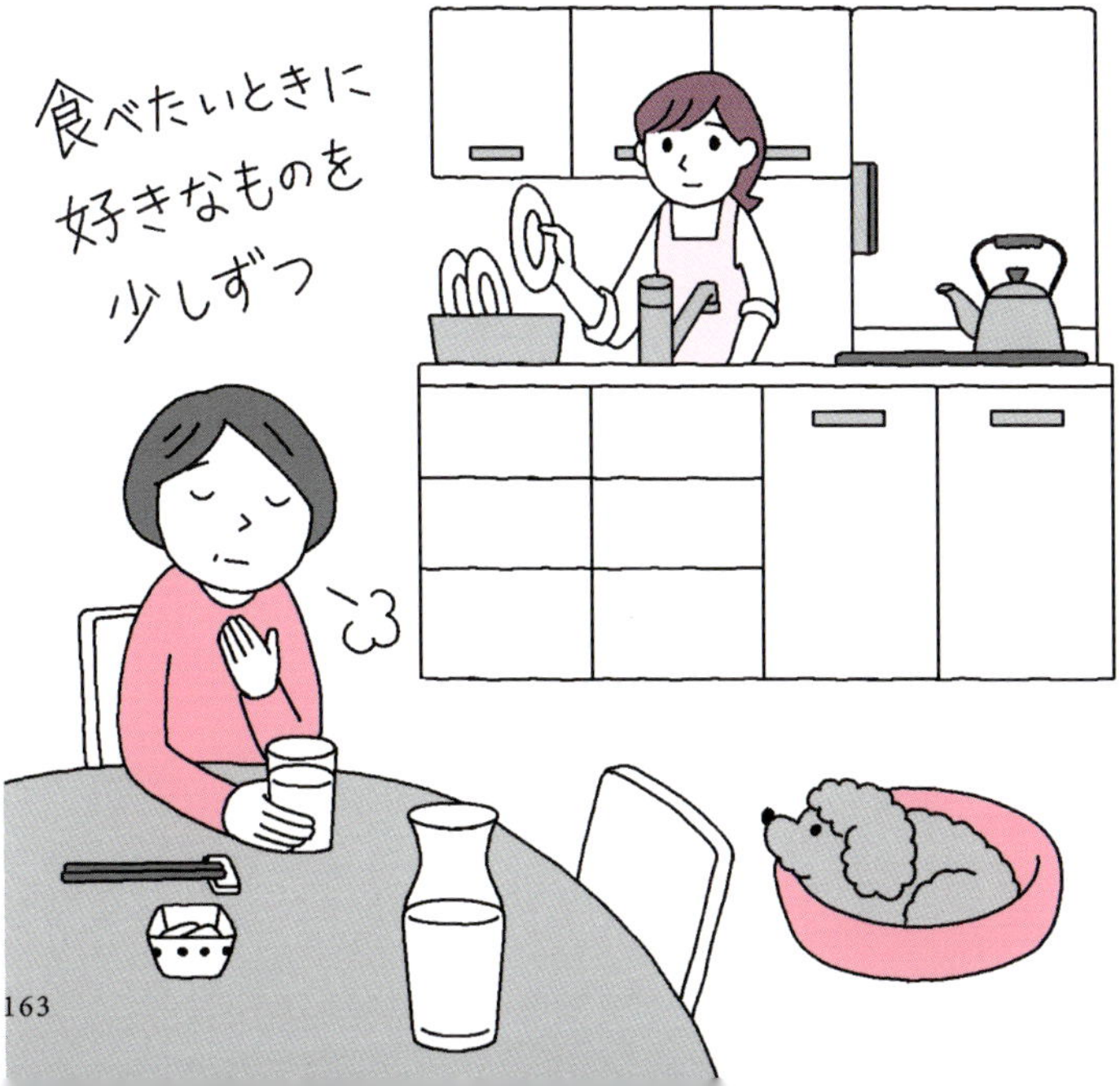

がまったくのどを通らないことがあります。栄養という観点からは、この程度の期間なら食事をとれなくても、それほど体力の低下を心配しなくてもよいでしょう。少量でも水分をとり、脱水を防ぐことができれば、あまり神経質になる必要はありません。

水分を受け付けない場合は、病院に連絡して、点滴で水分を補給してもらいます。

一方で、まったく食事をとれない期間が数日に及ぶようなときは、病院と相談し、通院して点滴をしたり、入院して高栄養の点滴などをする必要があります。ただし、がん薬物療法が原因で、数日にわたりまったく何も食べられないという状況が生まれることはまれな出来事です。

■無理強いせず、好きなものを食べられるときに少しずつ

吐き気などがあって、食べられない患者さんに、「食べないと体力が弱るから」といって強く食事を勧めることは避けましょう。患者さんも食べたほうがよいことはわかっていても、薬剤の影響でどうしても食べる気にならないので、家族にあまり勧められるとつらくなってしまいます。

このような場合は、決まった時間に食事をするという習慣を離れ、食べたいときに食べられるように、食事の準備と工夫をすることをお勧めします。食事の内容にはこだわらず、少しでも食べられそうだったらいつでもよいから少量食べる、好きなものを少しずつ食べる、といった対処をしてみてください。

食が進まないときに「食べたいものはない？」と聞かれることも、患者さんの苦悩を深めます。食べやすいものをメニュー化した冊子をパラパラめくり、「これなら食べられるかなあ？」と、患者さんを誘導してみるほうがよいでしょう。

がん薬物療法の副作用の食事への影響は一時的なものが多いので、2、3日辛抱すれば、元どおりとはいかなくても、かなり回復することが多いといえます。

つらい口内炎は「口腔ケア」で回復を早める

口腔内（口の中）の手術、口腔周

囲の病変に対する放射線治療、一部のがん薬物療法では、副作用として口内炎が起こりやすくなります。特に口腔内病変に対する手術と放射線治療では必ず出現するといってよいでしょう。

口内炎は、大変つらい副作用ですが、特殊な低刺激性の口腔ケア製品を用い、口腔ケアを実践することによって回復が早まります。家族も励ましながら、口腔ケアに協力していただきたいと思います。

口の中の痛みが強いときは、炎症を抑えるうがい薬や痛み止め入りのうがい薬などを処方してもらうとよいでしょう。

また、放射線治療やがん薬物療法による口腔乾燥で食べ物が飲み込めなくなるときなどは、ゼリータイプやスプレータイプの保湿剤を処方してもらいます。

少しでも飲んだり食べたりできるときは、飲み物や食事の温度を体温に近づける、飲み物の浸透圧を血液と同じ程度にする（スポーツドリンクなどアイソトニック飲料や、上記のコラムで紹介した生理食塩水などを利用する）、食べたり飲んだりす

口腔ケアで回復を早める

口内炎などの痛みがひどく、歯磨きができないときは、生理食塩水で、ブクブクうがいをしましょう。静岡がんセンターとサンスター社で共同開発した製品（下記）もあります。

生理食塩水の作り方

ペットボトルに水500mlを入れ、食塩小さじ１杯（4.5ｇ）を加え、よく振って溶かす。

刺激の少ないお口のケア用品も！

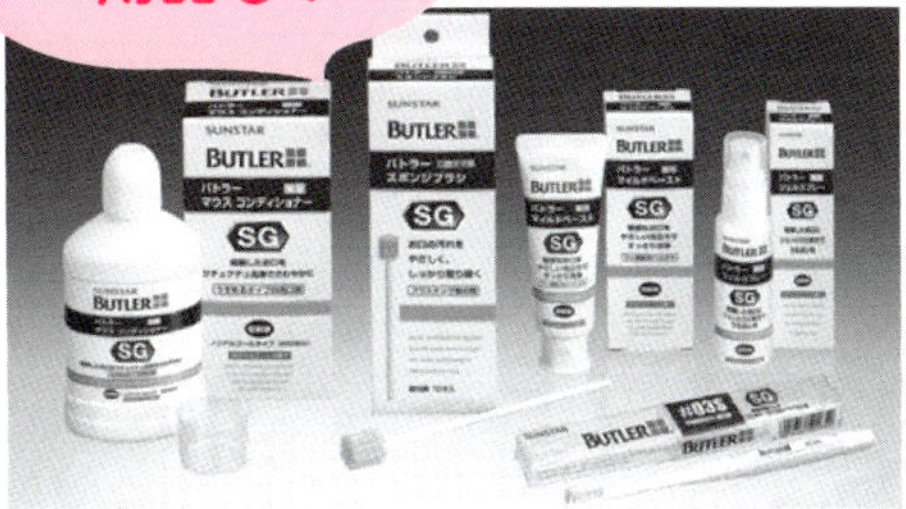

口腔保湿スプレー「バトラー　ジェルスプレー」
保湿洗口液「バトラー　マウスコンディショナー」
低刺激歯磨き剤「バトラー　マイルドペースト」
超軟毛歯ブラシ「バトラー　#03S」
粘膜ケア用「バトラー　スポンジブラシ」
静岡がんセンター内売店のほか、サンスターwebサイトの専用ページから購入できます。
http://www.sunstar-tuhan.com/sg/

る前に口内炎のための軟膏で病変をおおう、などの工夫をしてみてください。

分子標的薬による「皮膚障害」は、抗がん効果のある証拠

近年、開発された「分子標的薬」の副作用としては、「皮膚障害」が知られています。「皮膚障害」が認められる場合、薬剤がよく効いているということなので、症状を抑えながら薬剤投与を継続することが望ましいといえます。

皮膚障害が表れたら、皮膚科での治療（または担当医からの薬剤処方）が必要となります。日常生活では、紫外線を防ぎ、低刺激の石鹸などで洗って皮膚を清潔に保ちながら、低刺激のローションや乳液で保湿するなどのスキンケアを行い、症状の悪化を防ぎましょう。

タキサン系の抗がん剤では「しびれ」が起こりやすい

最近、頻用される抗がん剤、特にタキサン系の薬剤では、「手のしびれ」や「足の感覚の異常」など、「末梢神経障害」が主要な副作用とされています。ほかのほとんどの副作用は、薬剤を中止すると軽くなり消失するのに対して、末梢神経障害は投与中止後も継続することが特徴です。少しでも改善することを目指していろいろな工夫がされていますが、効果は十分とはいえません。

患者さんがこのような症状に悩んでいる場合、家族は、手のしびれのために調理などに支障があることを理解し、家事を積極的に手伝うなどの必要な支援を図りましょう。

また、足に感覚異常が起こると転びやすくなり、骨折の危険も増すので、家の中を片づけてつまずかないように配慮するなど、家族の協力で危険を減らしてください。

脱毛はウィッグやバンダナでカバー

「脱毛」も、従来からある多くの抗がん剤に見られる副作用です。頭髪だけでなく、眉毛や全身の体毛におよびます。命に関わる副作用ではありませんが、特に女性の場合、外見が大きく変わってしまうので、最もつらい副作用と言われています。

抗がん剤投与前に、顔写真を前後、左右から撮影しておき、それをかつ

ら（ウィッグ）の作製に生かしたり、治療開始前にショートカットにしておき、毛根を少しでも傷めない工夫などをすることが望ましいでしょう。

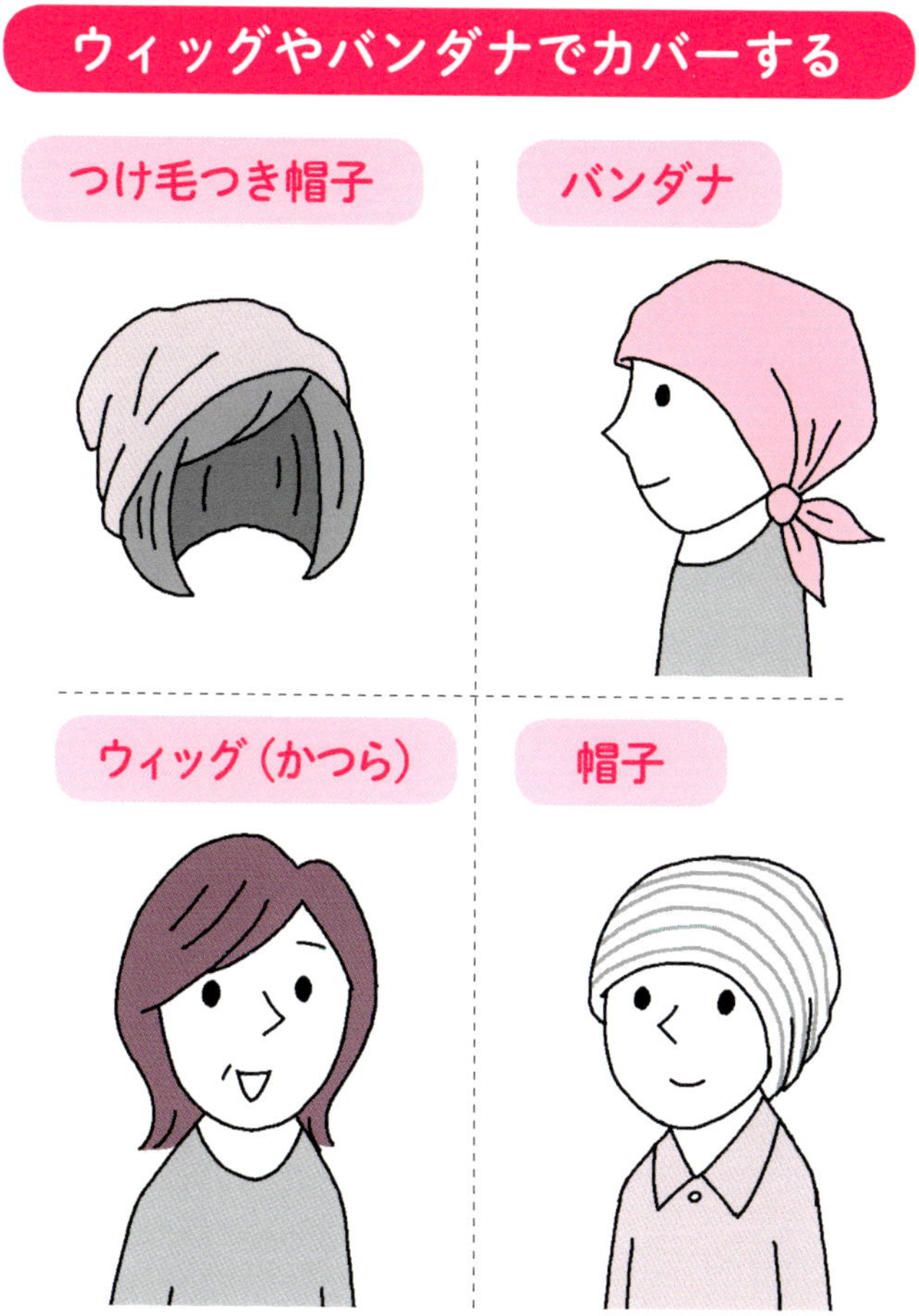
ウィッグやバンダナでカバーする
つけ毛つき帽子
バンダナ
ウィッグ（かつら）
帽子

多くの場合、抗がん剤の投与を中止すれば、脱毛は解消されます。

「涙目」の症状は放置しない

眼の症状のうち、涙目を引き起こす「涙道狭窄《るいどうきょうさく》」は、症状が出た時点で必要な処置を行わないと、一生涙目が続き、視力が低下する状況が生まれてしまいます。これは、胃がんや膵臓《すいぞう》がんなど消化器系のがんの治療で、5FUという系統の抗がん剤、特にTS−1という薬剤を投与したときに、患者さんの2〜3割に起きる症状です。

症状が出現したら速やかに眼科で治療を行う必要があることを患者さんに伝えてください。

予防策としては、防腐剤の入っていない目薬（ソフトサンティアなど）を1日数回以上、点眼し、涙道を流れる抗がん剤の濃度を下げるようにするとよいでしょう。

●経過観察中の家族の心得

患者さんが本能で感じる「再発不安」に寄り添う

「がん」とつく言葉を聞くと不安になる患者さんの気持ちを理解する

経過観察中、患者さんは常に再発の不安を抱えています。ほぼ確実な治癒《ちゆ》が期待される早期がんは別にして、進行がんなどで再発・死の可能性を否定できない病態では、大なり小なり、いつでも再発の不安を抱えながら生活することになります。

ある患者さんは、病院の売店にある「がんがん玉」というあめ玉が気になり、その前に立つと、再発の不安に襲われると言いました。また、テレビのがんの番組が嫌でたまらないという患者さんもたくさんいらっしゃいます。「がん」とついた言葉を聞くと不安になるという心理は体験者でないとわからないし、家族でも言われないと気づかないことでしょう。いつも「がんの再発」が心の内にあることを家族は理解しておく必要があるでしょう。

頭では考えまいとしても、「再発の不安」は本能あるいは魂で感じてしまう「情的な不安」なので、いくら理屈で考えても不安の解消は容易ではありません。

家族が「心配するのはやめよう」「そんなこと考えないほうがいい」と言っても、その気持ちには感謝しながら、ますます不安が増すこともあり得ます。ですから、家族としては「表面的な慰めを言うよりは、何も言わずに患者さんの心に寄り添い、患者さんの言葉は受け止める」といった姿勢が望ましいと思います。

早期がんと進行がんでは再発の可能性が異なる

再発の危険性は、がんの種類と治療を行った病期によって異なります。

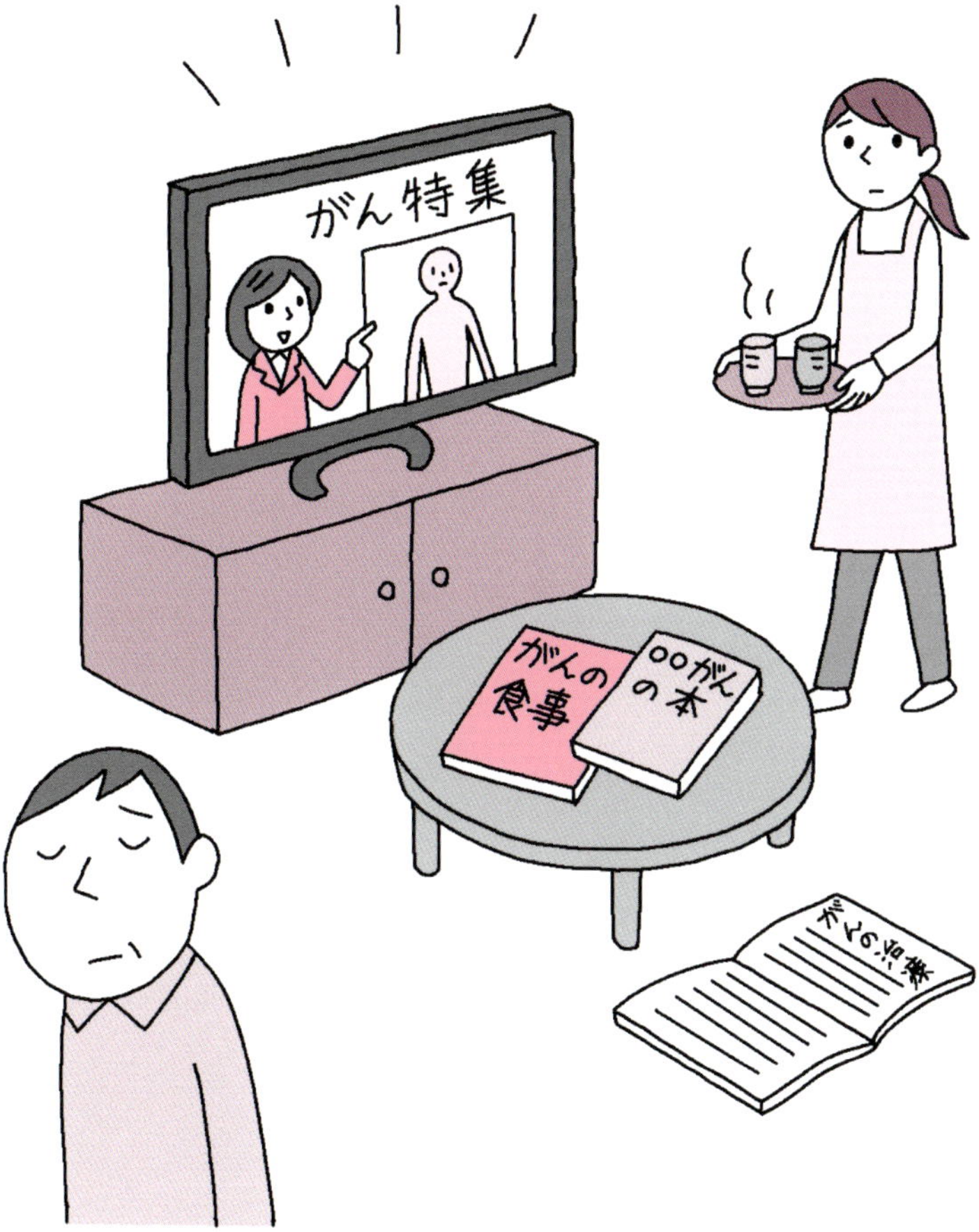

多くの患者さんや家族が、早期がんの治療時と進行がんの治療時では、再発の可能性が大きく異なる点を十分には理解していません。

再発の可能性が高いか低いかは、診断時に説明を受けた「予後（今後の見通し）」から、ある程度想定できます。先に述べたように、「あなたが治癒する可能性は6割程度です」という言葉で「予後」が伝えられるため、患者さんは「自分は6割に入るのか、4割に入るのか、どちらなのか？」を知りたいのですが、医師にも、患者一人ひとりの予後を正確に伝えることは不可能なのです。この状況は、治癒を目指す積極的ながん治療後の経過観察の時期には常に生じる課題です。

●経過観察中の家族の役割

自宅での身体的・精神的ケアは家族が担う

自宅に帰ったあとで、患者さんに身体的な手助けが必要になったり、精神的にまいっているような場合のケアは家族が中心になって行います。

離れた病院にいる医療スタッフは、患者さんや家族が訴えない限り、ケアができません。

もし、患者さんの精神的な落ち込みが、家族の手に余ると感じた場合には、速やかに病院と相談するほうがよいでしょう。治療後のうつ状態は、がん治療後の患者さんによく見られる病態です。

自宅で過ごす患者さんの生活の質の向上のために、家族が実践できることはいろいろあります。

手術後なら、手術の種類に応じて家族も協力していきましょう。たとえば、乳がんの手術後、腕が上がらない患者さんにかわって重いものを持つ、家事を手伝う、などはその一例です。

身体全般に関しては、体力・筋力が弱っているので転倒などに気をつけなければなりません。必要に応じて、転倒防止のための自宅の改良などが必要になることがあります。また、感染症などへの防御機能も低下しているので、人混みに連れ出したり、風邪をひいている人がそばに行ったりすることは避けたほうが無難です。また、予防策としてワクチン接種を行うことが望ましいでしょう。

治療前と違って、気温や室温に敏感になる患者さんもいます。冷えすぎると傷が痛んだり、微熱があるため体温調節がうまくいかないこともあります。できるだけ患者さんに合わせた室温調節を心がけましょう。

手術後のリハビリテーションを支援する

手術後のリハビリテーションは、順調な回復を助けます。手術を受けた病院では、必ず手術後の注意事項を患者さんに伝え、実践を促します。たとえば、肺がん手術後の肺炎防止、口腔がん治療後の口腔ケア、乳がんや子宮がん治療後のリンパ浮腫《ふしゅ》の予防、消化器がん治療後の食事、体力回復のためのリハビリテーションなど、さまざまな術後のケアがあります。家族は、その内容を把握して、患者さんに無理をさせないように注意しながら必要な支援を積極的に行うことが大切です。

家事や外出、人づき合いなど無理強いしない配慮を

経過観察中の患者さんは、多くの場合、外見上は健康人と変わりません。そこで、家族は、健康を取り戻したと考え、仕事や家事、あるいは周囲とのつき合いや旅行などの面で、病気になる前と同じような態度で患者さんと接しがちです。

ところが、患者さんはそれをうれしいと思いつつも、治療に伴う副作用・合併症・後遺症などの身体の変化や、あるいは、病後で弱気になり、がんが再発するかもしれないといった不安の中での生活を送っていることが多いものです。そして、周囲には弱いところを見せたくないという気持ちから無理をすることもあるので、家族は、このような患者さんの状況にできるだけ配慮するようにしていただきたいと思います。

弱気や怒りっぽさなどは病気が原因。根気よく対応する

がんの治療を終え、それまでの順調な暮らしから「身体と心の弱者」になった患者さんは、弱気になり、家族に対しても遠慮がちになることが多いようです。あるいは逆に、短気になったり怒りやすくなったりすることもあります。家族が「病気になる前はこんな人ではなかったのに」と嘆くこともよくありますが、それはたぶんに「病気のなせる業《わざ》」だと考えましょう。

患者さんもいつか気づいて、元の自分を取り戻すことが多いものです。家族はつらいかもしれませんが、根気よく対応し、患者さんの気づきを待つのがよいでしょう。

●再発を告げられたときの家族の心得

患者さんのダメージを推測し、共存治療をサポートする

絶望感、敗北感など負の感情に寄り添う

がんの再発を知った患者さんの心は、がんとの闘いに敗れた敗北感、治癒はなくなり、死に向かうという絶望感、あれだけ注意深く治療したのだから、再発なんてあり得ないという事実の否認、それらが相まった抑うつ傾向、さらには、医療に対する不信感など、さまざまな負の感情でかき乱されます。家族は、このときの患者さんの心境を推しはかっておくとよいでしょう。

がんの再発は、一部のがんを除き、治癒の可能性が著しく低下したことを意味します。この時点では、がんの進展が遅く長期の共存の可能性があることを願い、がん薬物療法の効果などに希望を託すことになります。

患者さんに、「問題ない」とか「大丈夫」といった言葉をかけるのは、病態が悪化したときにかえって失望や不信感につながるので、あまりお勧めできません。

とはいえ、家族としては、悩んでいる患者さんに慰めの言葉をかけたくなるのが人情です。「厳しい状況だけど、諦めずに一緒に考えよう」「いつもそばにいるから困ったことを話して」といった言葉をかけるのがよいのではないかと思います。

家族が慎重に対応しすぎると、患者さんは「家族なのに冷たい。嘘でも希望があることを言ってくれればよいのに」といった思いを持つこともあります。大変難しいのですが、可能な限り、患者さんの思いを受け止めて、会話を絶やさないことが必要です。

患者さんの落ち込みが強いとき、

家族としては、①少しでも前向きに考える、②常に希望を持って諦めない、③安易な慰めはやめ、寄り添い、困難なことも、たとえ回答は出なくても投げ出さず、一緒に考える、といった心構えでサポートするとよいでしょう。

効果が続く限り継続する「共存治療」を応援する

実際にがん薬物療法を中心とした共存治療が始まると、多くの患者さんが「この治療は何回繰り返すのですか」と質問されます。手術後の補助薬物療法は、一定の期間で終了するのでそれと同じだと考えているのでしょう。補助薬物療法とは違って、共存治療の場合には、薬物療法の効果が続いている限り、その薬剤を継続します。逆に、終了するのは効果がなく、がんが悪化した場合か、あるいは副作用が強くて投薬の継続が困難な場合なので、投薬を開始した時点で終了時期を伝えることはできません。

患者さんにとっては、がん薬物療法の副作用に悩みながら、終了時期がわからない治療を受けることは大きな心の負担になります。また、だんだんに効果が弱くなることを認識することは、患者さんにも、家族にも大変つらいことです。

緩和ケアで苦痛を減らし、いつもの居場所で家族とともに

共存治療を行っているうちに、がん薬物療法の効果がなくなり、残された薬剤が尽きたような場合、そして、承認前の薬剤の臨床試験への参加も不可能であったり、患者さんが望まないような場合には、担当医は、積極的ながん治療は中止し、疼痛《とうつう》などのがんの症状をやわらげるための緩和ケアへの移行を提案します。

この時期の患者さんは、死を強く意識し、混乱することも多くなります。生き甲斐をなくし、諦め感や疎外感・孤独感に襲われます。死に対する恐怖は大きくなりますが、一時期を過ぎると、混乱が治まり、厳しい状況を受容し、精神的に立ち直ることが多いようです。そういう状況になるまで、家族による支えが大切です。

家族は、患者さんに対して、いつものように接することが望まれます。

病態は厳しくても、手立てがない患者さん、死を前にした患者さん」としてではなく、終わりは意識せずに、明日も明後日もこれからも一緒に過ごすいつもの家族の一員という接し方で過ごすとよいと思います。

この時期の患者さんには、「居場所と役割がある」という感情が必要です。自分はいつまでも家族の一員だという自覚を持ってもらえるような話をしましょう。

患者さんとの別れ、家族の思い

患者さんのために家族や医療スタッフが最善の医療を実践していたとしても、最期の時が訪れた場合、家族としてはなかなか諦めきれるものではないでしょう。

家族のなかには、精神的なダメージが大きく、抑うつ傾向になる方もあります。悲しみが原因で、不眠や消化機能の異常などの心因反応が続くこともあります。何カ月たっても症状が改善しない場合には、精神科、心理療法士などに相談することをお勧めします。

遺族へのメッセージ

患者さんが亡くなった後、故人はこの世からいなくなったと考えると心が治まらないものです。

私自身の経験も含め、慰霊祭では次のように話すことにしています。

「科学的に考えれば、故人の身体は失われたものの、身体を形づくっていた元素や分子は、今も、この世に存在しています。そして、故人の心は、残された遺族の心の中に、身近な存在として生き続け、見守ってくれているのです」と。

故人は残された人々に重要なメッセージを届けて、この世を去ったのではないでしょうか。それは、「当たり前なことが幸せなこと」という気づきです。日々の生活の中で、「いつもそばにいる」ことが当たり前だと思っていた人や物を喪失したとき、初めてその存在が自分にとってかけがえのないものであったことを知るのです。

「当たり前なことが一番大切」——。それは、残された人々に故人が託したメッセージなのかもしれません。

おわりに

私は、1990年代半ばから、患者さんを癒やし、治すには、医療スタッフとともに家族、社会の協働が重要であると考え、「がんの社会学」を提唱してきました。2002年に開院した静岡がんセンターでは、その実践に努め、全国的にも患者家族支援における先駆者として評価され、2012年度の朝日がん大賞は静岡がんセンターの活動に対して授与されました。

本書は、静岡がんセンターでの経験をもとに、がんの患者さんと向き合う家族を対象に書かれたものです。その内容の多くは、がん患者さんの悩みや負担に関する調査研究や静岡がんセンターの「がんよろず相談」の活動の中で学んだものであり、調査研究にご協力いただいた全国の患者さん、がん拠点病院の医療スタッフの方々、そして静岡がんセンターのスタッフの皆様に御礼申し上げます。特に、患者家族支援研究の体系化に取り組んできた研究所患者家族支援研究部石川睦弓部長、看護技術開発研究部 北村有子部長、疾病管理センターよろず相談の高田由香専門官、福地智巴社会福祉士、そして、患者図書館の廣瀬弥生看護師長らの活動がなければ本書が世に出ることはありませんでした。ここに改めて感謝の意を表したいと思います。

本書の初版が世に出た後、2018年に、私は、厚生労働省に設置された日本のがん対策全般を推進するためのがん対策推進協議会会長に選任されました。そこでの議論の多くは本書に盛られているようながん患者の「生活の質」を高める体制構築であって、静岡がんセンターの経験も数多く活かされています。今後は、その全国的な普及に向けて努力していきたいと思います。

最後に、本書の編集を担当された主婦の友社の八丹陽子さん、そして、文章をわかりやすく書き直してくださった池内加寿子さんに、心から厚く御礼申し上げます。

2019年　9月

静岡県立静岡がんセンター 総長　　山口　建

著者
山口　建（やまぐち・けん）
静岡県立静岡がんセンター　総長

慶應義塾大学医学部卒。国立がんセンター（現在の国立がん研究センター）に勤務。内分泌部、細胞増殖因子研究部の部長などを歴任。1999年、同センター研究所の副所長。宮内庁の御用掛を兼務。静岡県立静岡がんセンターの設立に携わり、2002年、初代総長に就任、現在に至る。慶應義塾大学客員教授。大阪大学招聘教授。医学博士（東京大学）。2000年、高松宮妃癌研究基金学術賞。2014年、国際腫瘍学バイオマーカー学会 アボット賞。乳がんの治療や腫瘍マーカーの開発を手がける一方で、患者の生の声から学ぶ「がんの社会学」を研究。「がんよろず相談」を設け、治療だけでなく患者の悩みや不安の相談に乗る仕組みを創設した。現在も「出張がんよろず相談」に赴き、患者や家族の相談に対応している。厚生労働省がん診療連携拠点病院の指定に関する検討会座長、がん対策推進協議会委員を経て、2018年6月からがん対策推進協議会会長。共著・監修に『抗がん剤・放射線治療と食事のくふう』（女子栄養大学出版部）がある。

Staff
装丁、本文デザイン／金沢ありさ
イラスト／小山ゆうこ
執筆協力／池内加寿子
編集担当／八丹陽子
編集デスク／田川哲史（主婦の友社）

※本書は2015年刊行『親ががんになったら読む本』に新規の内容を加え再編集したものです。

親《おや》ががんになったら読《よ》む本《ほん》

2019年 10月31日　第1刷発行
2025年 5 月31日　第6刷発行

著　者　山口《やまぐち》　建《けん》
発行者　大宮敏靖
発行所　株式会社主婦の友社
〒141-0021
東京都品川区上大崎 3-1-1 目黒セントラルスクエア
電話 03-5280-7537（内容・不良品等のお問い合わせ）
049-259-1236（販売）
印刷所　株式会社DNP出版プロダクツ

ISBN978-4-07-438015-2

■本のご注文は、お近くの書店または主婦の友社コールセンター（電話0120-916-892）まで。
＊お問い合わせ受付時間　月～金（祝日を除く）　10:00 ～ 16:00
＊個人のお客さまからのよくある質問のご案内 https://shufunotomo.co.jp/faq/